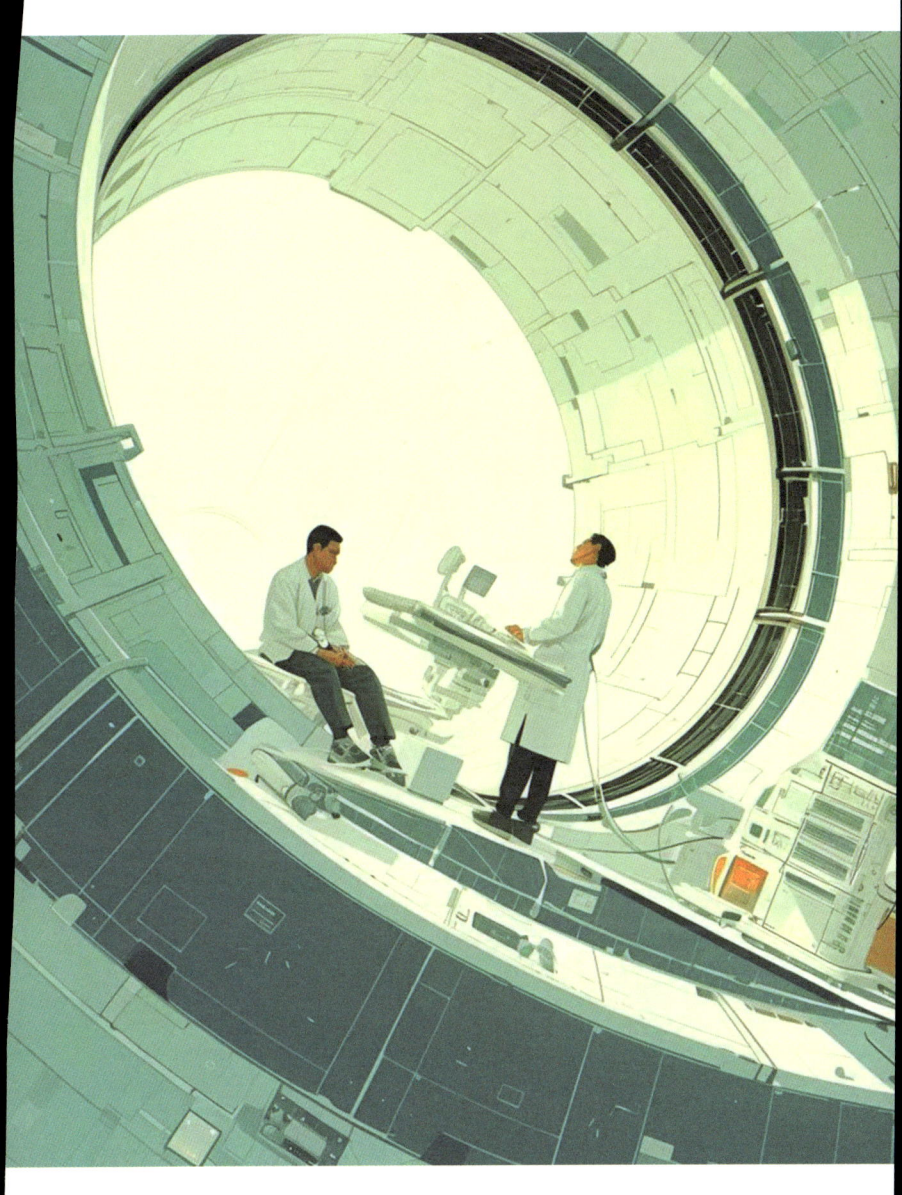

放疗前，专家会诊治疗方案

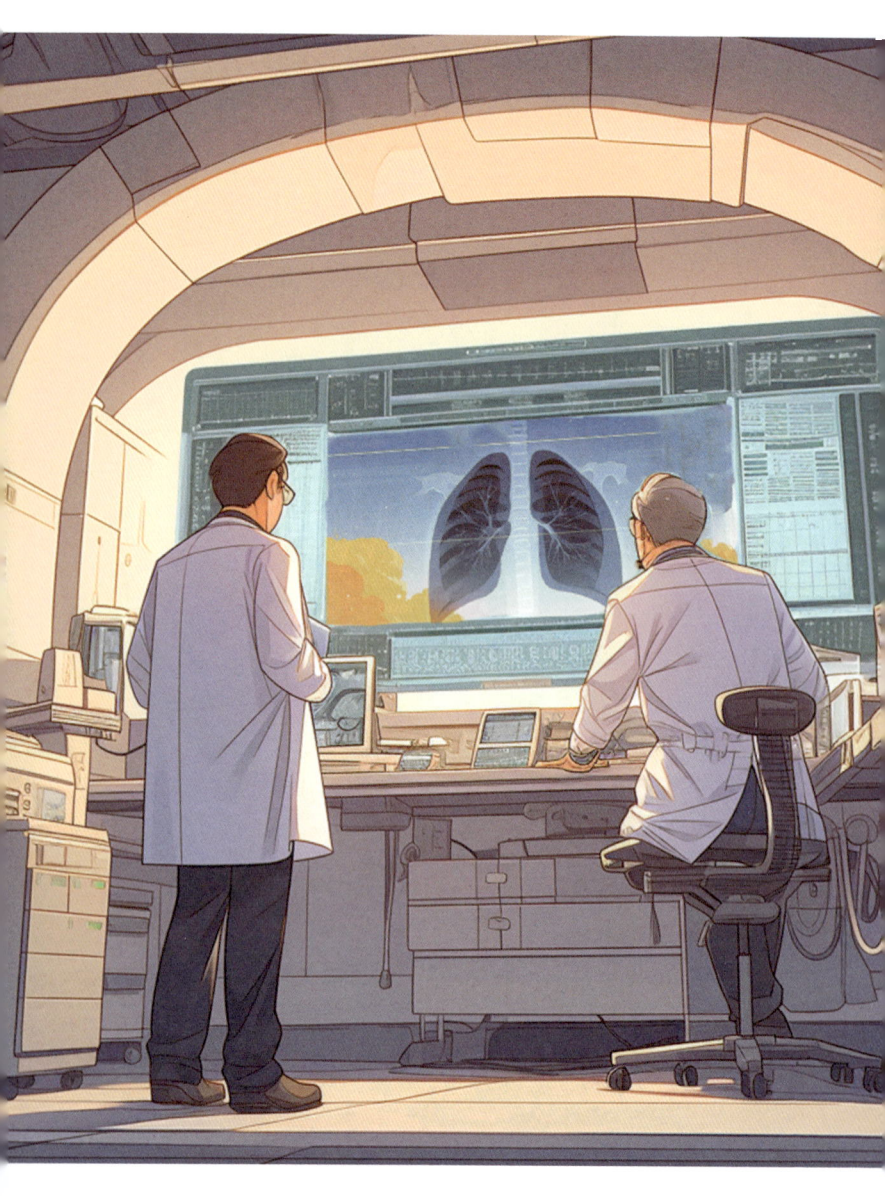

放疗前，专家会诊评估病情

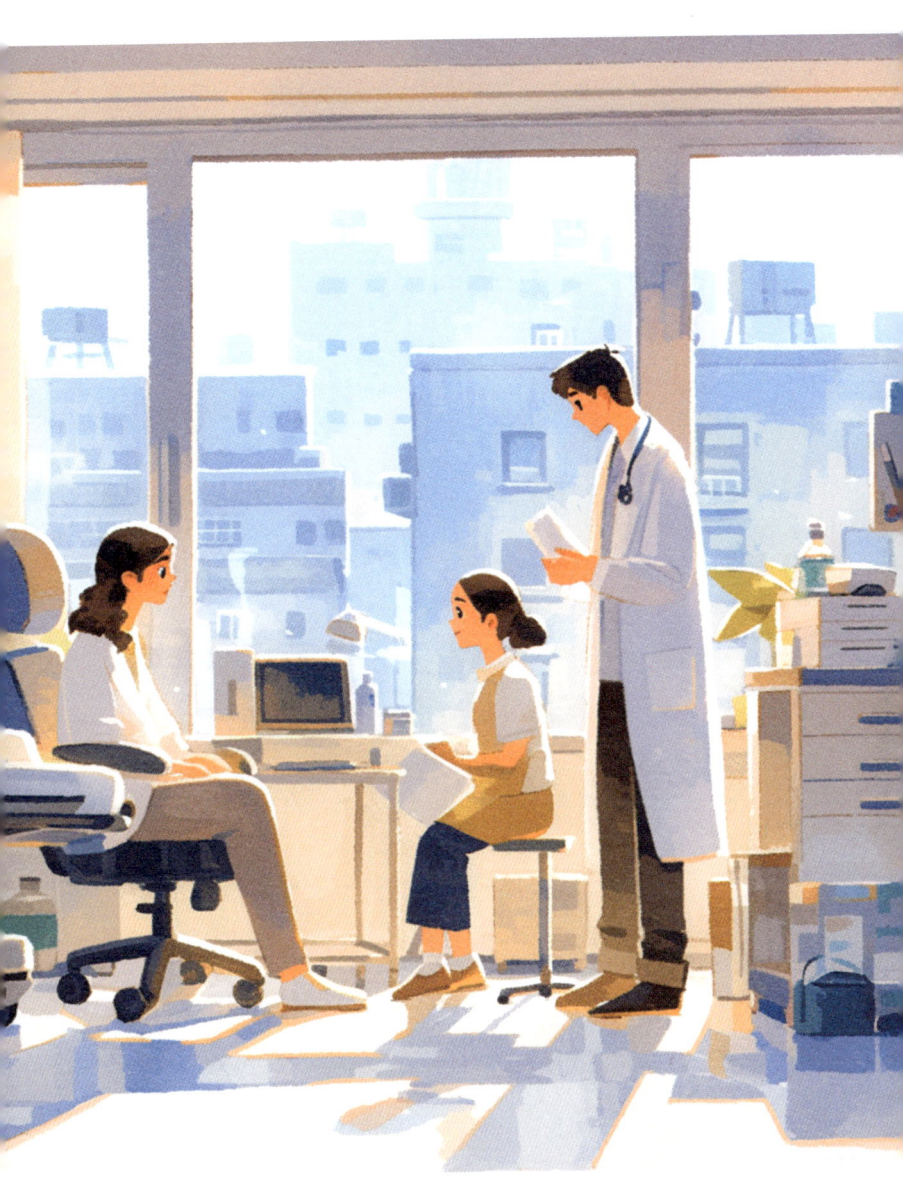

放疗前，医患床旁沟通了解

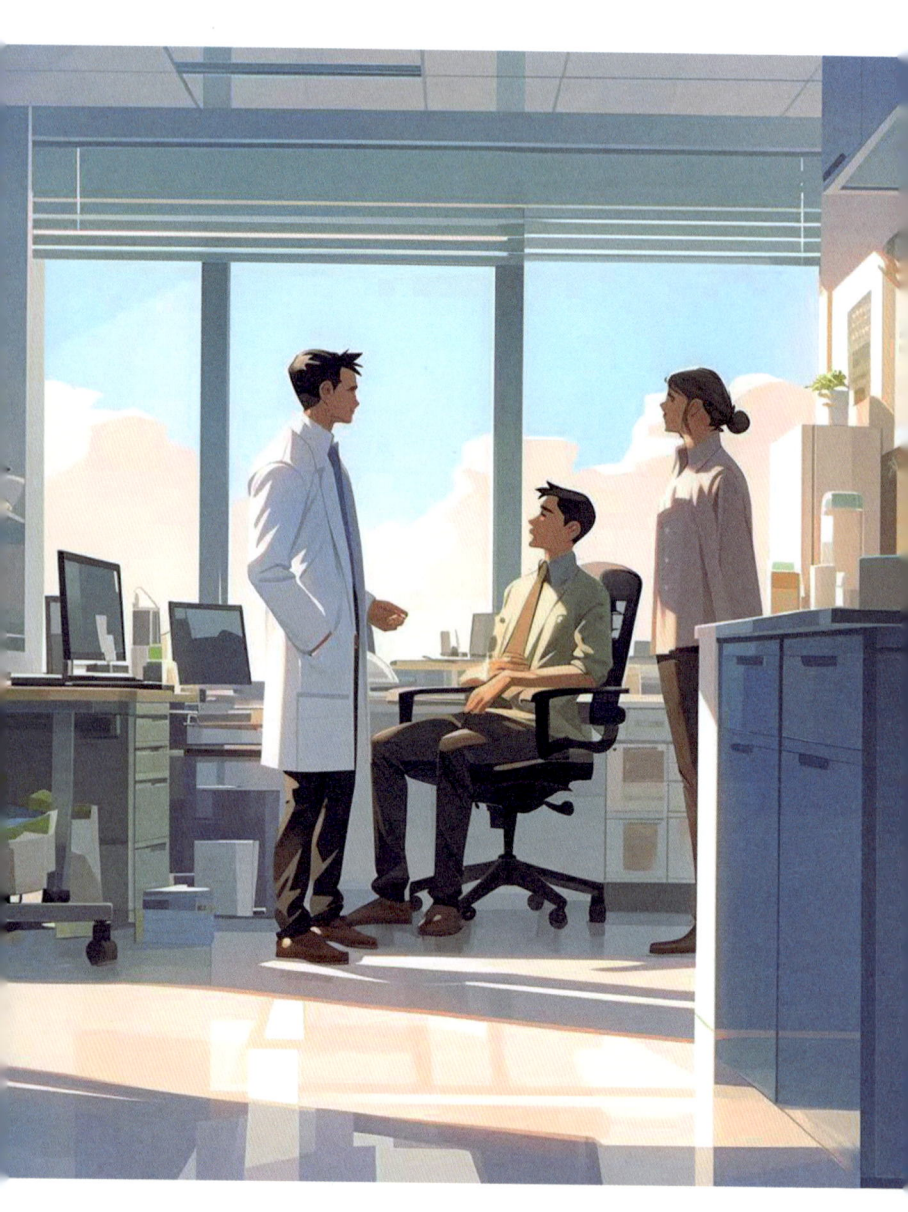

医患协商确定放疗方案

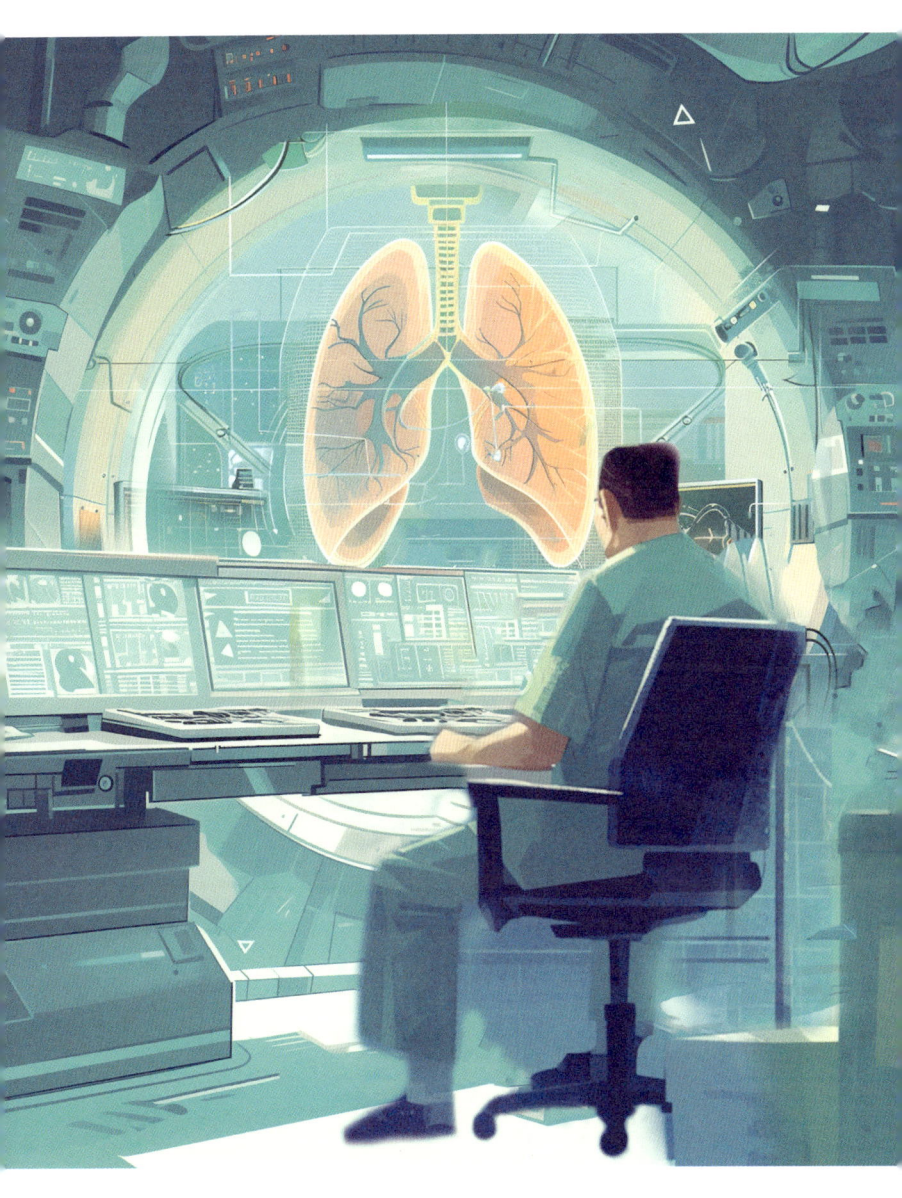

精准放疗开始了

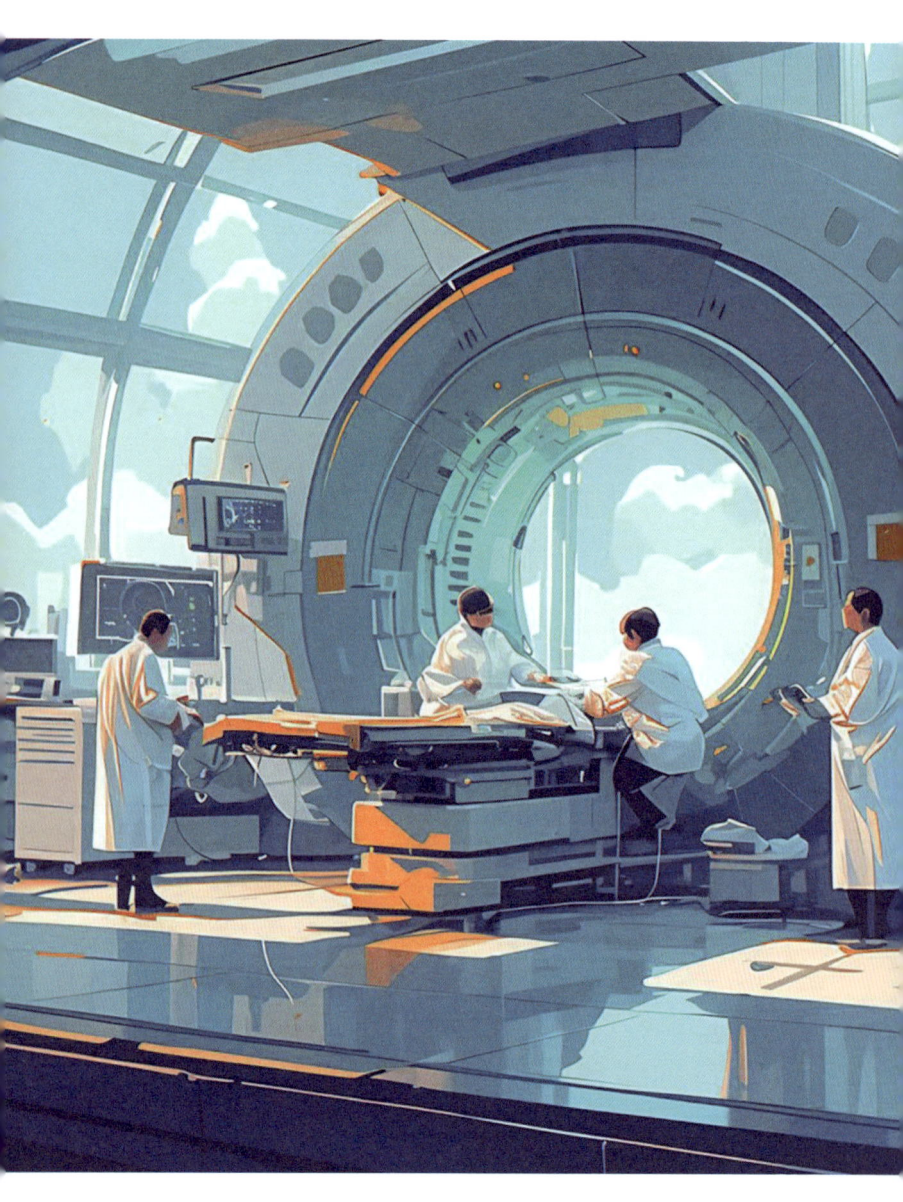

放疗医师和技师在严谨而紧张地工作

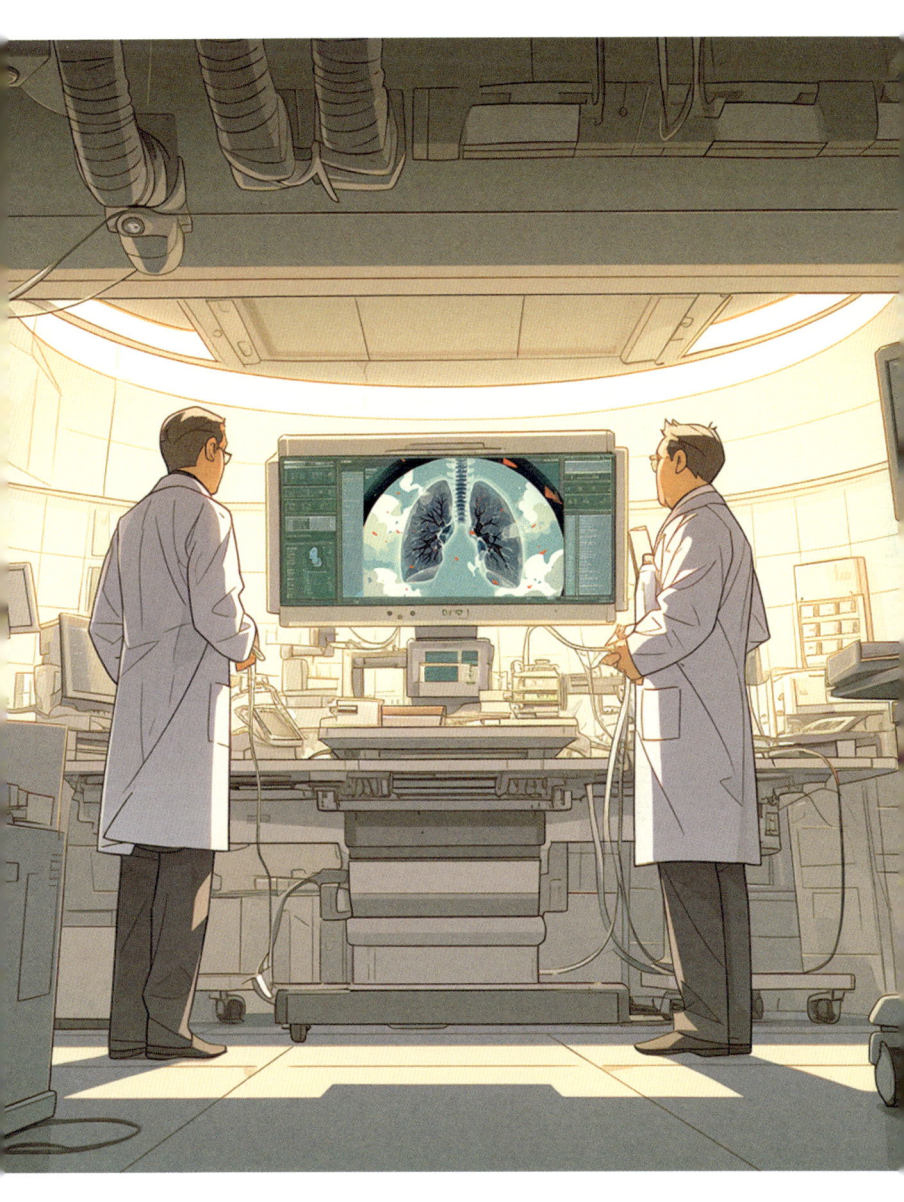

放疗后，专家在分析评估疗效

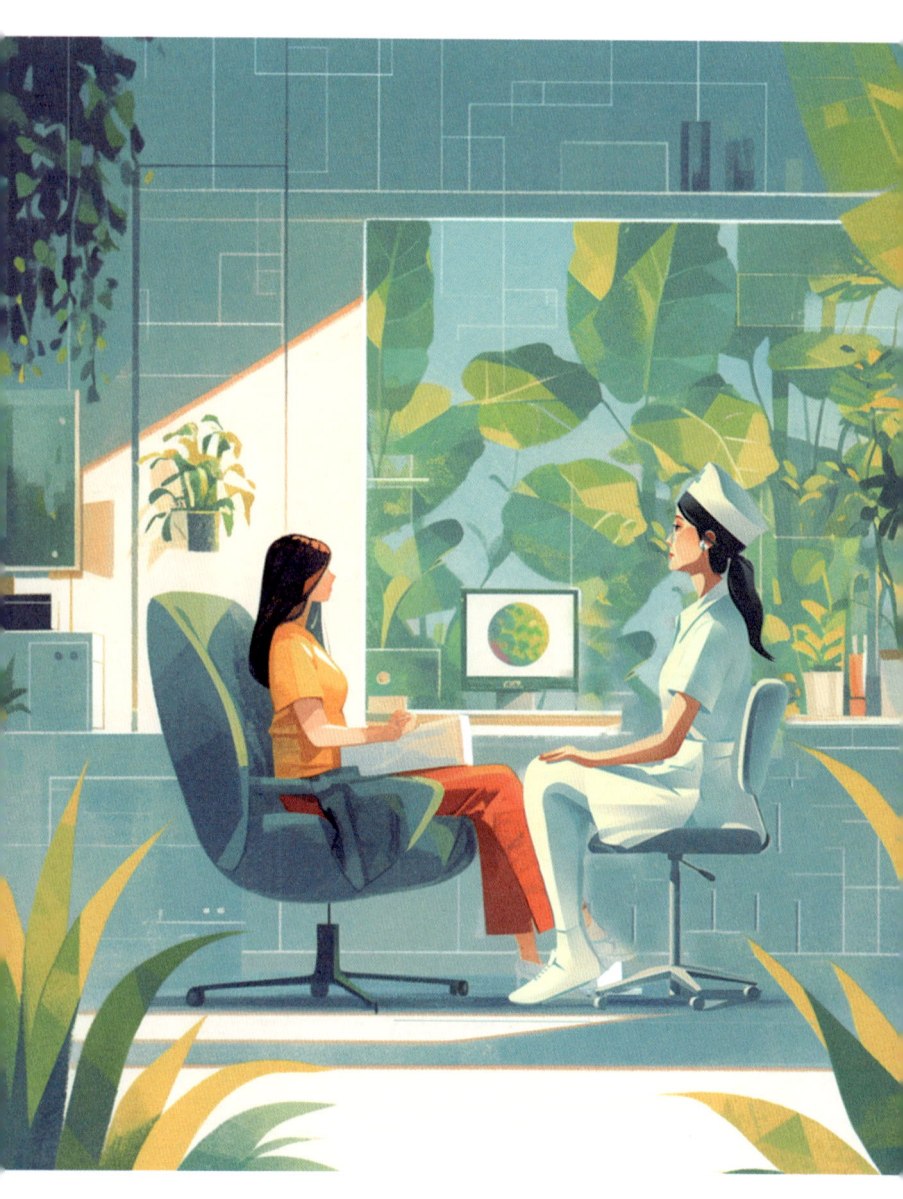

放疗后，医患沟通回访事宜

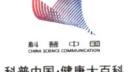

肿瘤放射治疗科普丛书（融媒体版） 总主编 王俊杰 刘友良

"肺"腑之言，"肺"放不可

科普中国·健康大百科
（第一辑）

肺癌放射治疗

主编 毕 楠 蔡旭伟

中国科学技术出版社
·北京·

图书在版编目（CIP）数据

肺癌放射治疗 / 毕楠，蔡旭伟主编. —北京：中国科学技术出版社，2024.6

（肿瘤放射治疗科普丛书：融媒体版 / 王俊杰，刘友良主编）

ISBN 978-7-5236-0705-3

Ⅰ.①肺… Ⅱ.①毕…②蔡… Ⅲ.①肺癌–放射疗法 Ⅳ.① R734.205

中国国家版本馆 CIP 数据核字（2024）第 090125 号

策划编辑	王久红　焦健姿
责任编辑	王久红
装帧设计	东方信邦
责任印制	徐　飞

出　　版	中国科学技术出版社
发　　行	中国科学技术出版社有限公司
地　　址	北京市海淀区中关村南大街 16 号
邮　　编	100081
发行电话	010-62173865
传　　真	010-62179148
网　　址	http://www.cspbooks.com.cn

开　　本	787mm×1092mm　1/32
字　　数	54 千字
印　　张	4
彩　　插	12
版　　次	2024 年 6 月第 1 版
印　　次	2024 年 6 月第 1 次印刷
印　　刷	北京盛通印刷股份有限公司
书　　号	ISBN 978-7-5236-0705-3/R·3269
定　　价	39.80 元

（凡购买本社图书，如有缺页、倒页、脱页者，本社销售中心负责调换）

编者名单

主　编　毕　楠　蔡旭伟
副主编　赵丽娜　姜　新　徐裕金　曹建忠
编　者　(以姓氏笔画为序)

　　　　　王艳阳　宁夏医科大学总医院
　　　　　毕　楠　中国医学科学院肿瘤医院
　　　　　朱正飞　复旦大学附属肿瘤医院
　　　　　苏　曦　上海市胸科医院/上海交通大学医学院附属胸科医院
　　　　　吴宇琪　中国医学科学院肿瘤医院
　　　　　赵丽娜　空军军医大学第一附属医院
　　　　　姜　新　吉林大学第一医院
　　　　　夏　冰　杭州市肿瘤医院
　　　　　钱　东　中国科学技术大学附属第一医院
　　　　　徐裕金　浙江省肿瘤医院
　　　　　曹建忠　山西省肿瘤医院/中国医学科学院肿瘤医院山西医院
　　　　　蔡旭伟　上海市胸科医院/上海交通大学医学院附属胸科医院

丛书编委会

名誉主编 于金明 马 骏 申文江
丛书主编 王俊杰 刘友良
秘书处 王占英
编 委 （以姓氏笔画为序）

丁 轶 马 骏 马瑾璐 王 春
王 喆 王 皓 王 澜 王仁生
王孝深 王奇峰 王攀峰 尹 丽
卢泰祥 匡 浩 毕 楠 曲 昂
吕家华 乔 俏 刘 影 刘华文
江 萍 许庆勇 孙丽娟 李 宁
李 涛 李洪振 李葆华 何立儒
沈亚丽 张 烨 岳金波 周 琴
赵丽娜 郝春成 胡 漫 侯友翔
侯晓荣 俞 伟 姜 新 夏耀雄
徐勇刚 徐裕金 郭启帅 唐玲珑
唐媛媛 黄 伟 黄桂玉 曹建忠
康 敏 章文成 阎 英 隋江东
彭 纲 葛小林 蒋春灵 韩骐蔓
蔡旭伟

序

恶性肿瘤已经成为严重威胁国人健康的主要疾病。目前肿瘤治疗主要有手术、放射治疗和化学治疗三大手段。根据世界卫生组织统计肿瘤患者中约70%需要借助放射治疗达到根治、姑息或者配合手术行术前或术后放射治疗。

自伦琴发现X射线、居里夫人发现放射性元素镭之后，利用射线治疗肿瘤逐渐成为人类抗击恶性肿瘤的主要手段。随着计算机技术进步、放射治疗设备研发水平提高、数字化控制能力增强，放射治疗技术得以飞速发展，涌现出三维适形放射治疗、调强放射治疗、影像引导下放射治疗等一大批全新的照射技术，放射治疗的理念发生根本性变革，治疗疗程大幅度缩短、精度和效率大幅度提高，已经全面进入精确和精准时代，在皮肤癌、鼻咽癌、喉癌、早期肺癌、肝癌、前列腺癌、宫颈癌等治疗领域达到与外科相媲美的疗效，催生出了放射外科、立体定向放射治疗、放疗消融、近距离消融、介入放射治疗等全新的概念，极大提高了肿瘤综合治疗水平。

为提高国人对肿瘤放射治疗认知，由中华医学会放射肿瘤治疗学分会、中国核学会近距离治疗分会，联合北京趣头条公益基金会组织全国从事肿瘤放射治疗领域的知名中青年专家学者共同编写了这套我国第一部肿瘤放射治疗科普丛书，系统阐述了放射治疗领域的新技术、新疗法和新理念，特别是将放射治疗的各种技术在各系统肿瘤中的应用以科普形式进行了介绍，语言通俗易懂，图文并茂；文本与音频视频相融合，宜读可听可看；看得懂，学得会，用得上；旨在提升整个社会对放射治疗的认知水平，使广大肿瘤患者科学、系统、全面地了解肿瘤放射治疗，为健康中国战略的实施做出放疗人应有的贡献。

中华医学会放射肿瘤治疗学分会	
主任委员	王俊杰
中国核学会近距离治疗与智慧放疗分会	
主任委员	

前　言

　　肺癌是全球和我国常见的癌症之一，是恶性肿瘤的"头号杀手"。

　　放射治疗（简称放疗）与手术、药物治疗作为肿瘤治疗的"三驾马车"，在肺癌的各个阶段，都发挥着重要的作用。根据世界卫生组织（WHO）统计数据，超过50%以上的肺癌患者须进行放疗，并且有相当一部分患者可以通过单独放疗或以放疗为主的综合治疗获得治愈。

　　作为工作在一线的放射治疗医生，我们在门诊中接诊了大量需要进行放疗的肺癌患者。他们可能已经从网络上、书本里、电视中、朋友和其他医生处，得到了一些有关"肺癌"的信息；但对于放疗知识，他们往往十分陌生，而且因为不了解产生了很多不必要的恐惧，遗憾地错过了最佳治疗时机。

　　本书是一部针对肺癌放射治疗的科普书，涵盖了肺癌的诊治、放疗在非小细胞肺癌和小细胞肺癌各期的作用、放疗前中后期需要的注意事项等各个方面，聚焦临床中患者和家属关心的常见问题，内容简明扼要、语言通俗易懂，图文并茂，易于理解，无论你是否有医学背景，都可轻松读懂。

  愿阅读本书的各位读者，可以拥有更多的勇气与自信，从容地面对放疗。希望我们能够帮助您早日战胜疾病，恢复健康，让生活更加精彩。

毕楠　蔡旭伟

放疗名词解释

放疗 放疗为放射治疗的简称，是一种利用高能射线来杀灭肿瘤细胞的治疗方法。

化疗 化疗是化学治疗的简称，利用化学合成药物杀伤肿瘤细胞、抑制肿瘤细胞生长的一种治疗方法。

靶向治疗 靶向治疗是在细胞分子水平上，以肿瘤细胞的标志性分子为靶点，干预细胞发生癌变的环节，如通过抑制肿瘤细胞增殖、干扰细胞周期、诱导肿瘤细胞分化、抑制肿瘤细胞转移、诱导肿瘤细胞凋亡及抑制肿瘤血管生成等途径达到治疗肿瘤的目的。

免疫治疗 免疫治疗是利用人体的免疫机制，通过主动或被动的方法来增强患者的免疫功能，以达到杀伤肿瘤细胞的目的，为肿瘤生物治疗的方法之一。

TOMO刀 又称螺旋断层调强放射治疗，集合了调强适形放疗、影像引导调强适形放疗以及剂量引导调强适形放疗于一体，其独创性的设计使直线加速器与螺旋CT完美结合，突破了传统加速器的诸多限制。

射波刀 又称"三维立体定向放射手术机器人",其核心技术是以机器人的工作模式来驱动一台医用直线加速器,它属于立体定向放射治疗(SRS/SBRT)的范畴,有着疗程短、剂量率高,治疗范围广、影像引导速度快和运动器官动态追踪能力强等特点。

伽马刀 是一种融合现代计算机技术、立体定向技术和外科技术于一体的治疗性设备,它将 ^{60} 钴发出的伽马射线几何聚焦,集中射于病灶,一次性、致死性地摧毁靶点内的组织,而射线经过人体正常组织几乎无伤害,并且剂量锐减。

立体定向放射疗法 采用等中心治疗的方式、通过立体定向技术,将多个小野三维聚焦在病灶区、实施单次大剂量照射的治疗。由于射线束从三维空间聚焦到靶点,因此病灶区剂量极高,而等剂量曲线在病灶以外迅速跌落,病灶与正常组织的剂量界限分明,如外科手术刀对病变进行切除一样,在达到控制、杀灭病灶的同时保护正常组织。

常规分割放疗 每天1次,每次剂量为1.8~2.0Gy,每周照射5次。

大分割放疗 相对于常规分割放疗而言,大分割放疗提高单次剂量，减少照射次数。

质子治疗 是一种使用质子射线来治疗肿瘤的放射治疗技术。质子射线和高能X线的主要区别是它进入体内的剂量分布。当质子射线在进入体内后剂量释放不多，而在到达它的射程终末时，能量全部释放，形成布拉格峰，在其后的深部剂量几近于零。这种物理剂量分布的特点，非常有利于肿瘤的治疗。

重离子治疗 属于粒子治疗，射线进入人体后的深部剂量分布和质子类似，布拉格峰后的剂量虽然迅速降低，但是比质子要多。产生的放射损伤70%以上是DNA的双链断裂，放射损伤不易修复，而且放射损伤的产生不依赖氧的存在，故对乏氧肿瘤亦有效。

定位 定位是通过现实的或模拟的方式模拟放射治疗，以采集患者治疗部位的影像，确定照射野体表的对应位置，并做标记的过程。

调强放疗 调强适形放射治疗的简称，是在三维适形放疗的基础上演变而来的，其原理是利用计算机控制的精密装置，根据肿瘤的形状和位置，调整放射线的强度和方向，以便更精确地照射肿瘤，同时最大限度地减少对周围正常组织的伤害。

基因检测 是一种通过分析个体的 DNA 或 RNA 来检测特定基因的变异、突变或遗传标记的过程。它可以提供关于个体遗传信息的重要线索，包括潜在的遗传疾病风险、药物反应性、基因型和表型相关性等。

目 录

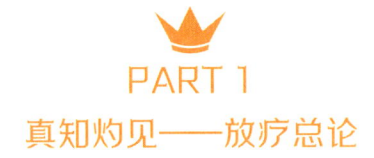

PART 1
真知灼见——放疗总论

放疗是什么——杀灭肿瘤的无形刀 ……………………2

放疗怎么杀灭肿瘤细胞 ……………………………………3

什么情况适合放疗 …………………………………………4

放疗会带来身体损伤吗 ……………………………………5

TOMO 刀、射波刀、调强放疗都是

  怎么回事 ……………………………………………6

质子治疗是什么 …………………………………………… 8

重离子放疗是什么 …………………………………………9

放疗期间要配合化疗吗 ……………………………………9

什么是靶向治疗 …………………………………………… 10

什么是免疫治疗 …………………………………………… 11

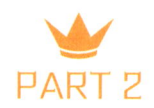

PART 2
了如指掌——肺癌认知

肺癌分为哪几种 …………………………………… 14
肺癌不能手术了还有得治吗 …………………………… 15
肺癌为什么要先取病理等待结果再治疗 ……………… 15
肺癌诊断需要做哪些检查 ……………………………… 16
得了肺癌要忌口吗 ……………………………………… 17
肺癌治疗贵吗？会不会大概率还是人财两空 ………… 17
肺癌与吸烟相关吗？诊断后需要戒烟吗 ……………… 18
肺癌都要做基因检测吗 ………………………………… 18
怎么才能发现早期肺癌 ………………………………… 19
早期肺癌怎么治疗 ……………………………………… 20
早期肺癌治疗后会复发吗 ……………………………… 21
早期肺癌需要做基因检测吗 …………………………… 21
早期肺癌手术后还需要其他治疗吗 …………………… 23
早期肺癌可以寻求中医中药治疗吗 …………………… 23
早期肺癌治疗费用高吗？医保可以报销吗 …………… 24
早期肺癌能治愈吗 ……………………………………… 25

早期肺癌在生活方式和饮食上需要注意什么……25
什么是中期非小细胞肺癌……26
中期非小细胞肺癌都有哪些治疗手段……27
中期非小细胞肺癌选择手术还是放化疗……28
可切除中期非小细胞肺癌如果不愿意接受手术，
　　能否接受放化疗……28
中期非小细胞肺癌为什么要进行多学科会诊……29
不可手术的中期非小细胞肺癌只接受内科药物
　　治疗可以吗……30
不可手术的中期非小细胞肺癌进行放化疗
　　能治愈吗……31
不可手术的中期非小细胞肺癌进行放疗和化疗，
　　两者如何进行配合……32
老年中期非小细胞肺癌患者可以进行根治性放
　　化疗吗……33
中期非小细胞肺癌根治性放疗后为什么要进行
　　免疫治疗……33
中期非小细胞肺癌放化疗后进行免疫治疗，会不会
　　增加肺炎的风险……34
中期非小细胞肺癌根治手术后要不要放疗……35

晚期非小细胞肺癌有哪些治疗手段可以选择··········· 36
晚期非小细胞肺癌能不能治愈 ················· 36
晚期非小细胞肺癌是不是只能化疗 ············· 37
晚期非小细胞肺癌能不能放疗 ················· 38
晚期非小细胞肺癌靶向治疗后可以放疗吗？什么
　时候放疗效果较好 ························· 39
晚期非小细胞肺癌药物治疗后残留的少数病灶能做
　放疗吗 ··································· 39
晚期非小细胞肺癌靶向药物治疗后局部增大的
　病灶可以选择哪些治疗手段 ················· 40
晚期非小细胞肺癌在药物治疗后远处转移病灶都
　消失了，只有肺上的病灶和纵隔淋巴结的病灶
　还在，还有根治的机会吗 ··················· 41
肺癌脑转移进行脑部放疗后人会"变傻"吗········· 41
放疗可以减轻肺癌骨转移导致的疼痛吗？什么时候
　放疗效果较好 ····························· 42
晚期非小细胞肺癌进行免疫治疗时能做放疗吗？
　什么时候放疗效果较好 ····················· 43
驱动基因阴性的晚期非小细胞肺癌进行化疗和免疫
　治疗后效果一般，还可以放疗吗？会有效吗······· 43

什么是局限期小细胞肺癌 …………………………… 44
确诊肺癌后医生建议做PET-CT、脑部磁共振，
　　有必要吗 …………………………………………… 45
局限期小细胞肺癌如何治疗？常用的治疗手段
　　是什么 ……………………………………………… 47
局限期小细胞肺癌可以手术吗 ……………………… 47
局限期小细胞肺癌做立体定向放射治疗可以吗 …… 48
局限期小细胞肺癌只做化疗可以吗 ………………… 48
医生建议做同步放化疗，患者担心毒性太大
　　吃不消，是否可改做序贯放化疗 ………………… 49
在整个治疗过程中，早做放疗与迟一点做放疗
　　有什么区别 ………………………………………… 50
局限期小细胞肺癌能治愈吗 ………………………… 50
放化疗做完后，医生又建议做脑部预防性放疗，
　　有必要吗 …………………………………………… 51
脑部预防性放疗的不良反应有哪些 ………………… 51
治疗做完后，应该多久复查一次，要做哪些
　　检查 ………………………………………………… 52
什么是广泛期小细胞肺癌 …………………………… 53
广泛期小细胞肺癌需要做放射治疗吗 ……………… 54

广泛期小细胞肺癌放疗要注意些什么 ······ 55
广泛期小细胞肺癌化疗免疫后还能做放射治疗吗 ······ 55
广泛期小细胞肺癌要做脑预防照射吗 ······ 56
广泛期小细胞肺癌，何时介入放疗 ······ 56
广泛期小细胞肺癌，放疗的安全性如何 ······ 57
广泛期小细胞肺癌，需要照射哪些部位 ······ 58
广泛期小细胞肺癌脑转移采用全脑照射还是
　局部照射 ······ 59
广泛期小细胞肺癌骨转移，放疗有意义吗 ······ 60
在老年广泛期小细胞肺癌中，放疗能发挥多大的
　价值 ······ 60
对于广泛期小细胞肺癌，放疗技术如何选择 ······ 60

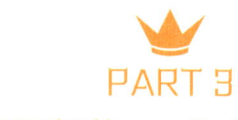

PART 3
知己知彼——放疗前准备

为什么做放疗比做化疗需要等待更长的时间 ······ 64
放疗前定位是什么意思？为什么放疗前都要定位 ······ 65
定位前体位固定模具有哪几种 ······ 65

放疗的定位过程是怎样的？肺癌的定位跟其他

　　病种定位有什么区别 ················· 66

定位扫描过程中应该如何控制呼吸运动 ········· 67

定位后体表的标记点（线）应该怎样保留好 ······ 68

定位扫描后为什么不能马上放疗？等待期间医生们

　　到底要做哪些工作 ··················· 70

放疗准备期间因为恐惧而变得非常焦虑，

　　怎么办 ··························· 70

放疗准备期间是否要与主管医生保持沟通 ········ 72

放疗准备期间如何加强营养 ················· 73

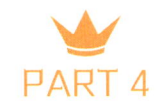

PART 4
有的放矢——放疗中注意事项

肺癌放疗后引起肺炎，该怎么预防和治疗 ········ 76

放疗会引起胸部皮肤反应吗？如何预防 ········· 77

放疗会不会把胸部皮肤照射溃疡 ·············· 78

放疗中贫血该怎么办 ······················ 78

放疗期间咳嗽、咳痰加重，正常吗 ············ 79

放疗时吃饭要注意什么 …………………………… 79
放疗过程中可以吃海鲜等易过敏的食物吗 ………… 81
放疗期间可以洗澡汗蒸吗 …………………………… 81
放疗期间可以喝酒吗 ………………………………… 82
放疗期间感冒了可以吃感冒药吗 …………………… 82
放疗每次时间就几分钟能有效果吗？我怎么知道
　　机器有没有出射线 …………………………… 83
放疗可不可以少放几次 ……………………………… 83
为什么周末要休息两天 ……………………………… 84
放疗反应耐受不了的时候可以减少放疗次数吗 …… 85
放疗期间进食不好，体重轻了，热塑膜松了会不会
　　影响治疗效果 ………………………………… 86
我有胃食管反流和胃溃疡，放疗期间会不会加重 …… 86
放疗中会恶心呕吐吗？怎么处理 …………………… 87
肺癌放疗和手术治疗相比，哪个效果更好 ………… 88
肺癌放疗后病灶还在，万一再次进展了，还能
　　放疗吗 ………………………………………… 90

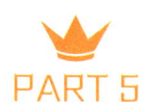

PART 5
不容懈怠——放疗后随访

放疗后身上的定位线可以洗掉吗 ………………… 94

胸部放疗后不良反应还会持续多久 ……………… 94

胸部放疗后有哪些不良反应要特别注意 ………… 95

放疗结束要马上复查看下放疗效果吗 …………… 96

放疗后如何复查 …………………………………… 97

复查哪些项目 ……………………………………… 99

复查了多次 CT 还提示有肿物，都没有变化，
   还要再放疗吗 ………………………………… 100

放疗后还能吸烟吗 ………………………………… 100

放疗后能饮酒吗 …………………………………… 101

放疗后需要吃中药吗 ……………………………… 101

后记 ………………………………………… 102

PART 1

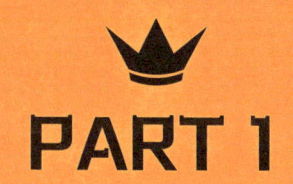

真知灼见
放疗总论

本篇重点解决肺癌患者常见的两个困扰：一是现代放疗技术发展迅猛，如何选择合适的技术（如射波刀、TOMO 放疗、调强放疗、质子重离子治疗）？二是放疗期间需不需要配合其他治疗？以及如何实现最佳治疗效果和最小不良反应之间的平衡。

放疗是什么——杀灭肿瘤的无形刀

简单来说,放射治疗(简称放疗)就是利用高能放射线杀死身体内肿瘤细胞的治疗方式。就像是奥特曼用"十字光波"消灭小怪兽、超人用"镭射眼"保护地球一样,合理使用高能放射线能达到杀灭体内癌细胞、守护人类健康的作用。

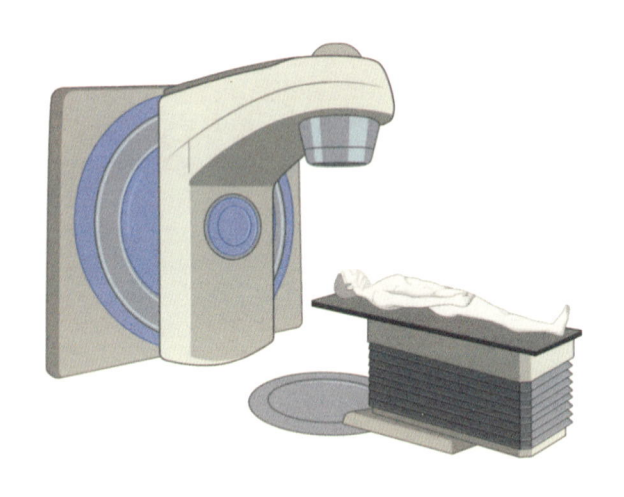

放射治疗就像一把杀灭肿瘤的"无形刀",运用直线加速器产生的高能射线,对肿瘤进行精确打击和定向爆破,却不会造成手术致残或身体外观的改变。目前用于肿瘤治疗的医用直线加速器能够

根据患者的肿瘤部位深度及范围，选择相应能量的 X 射线或电子线进行放射治疗，可避开或减少邻近肿瘤的正常组织器官的受照剂量，从而精确杀灭肿瘤组织，提高患者预后和生活质量。因此，目前全世界癌症治疗当中，大约 70% 的患者在肿瘤发展的某个阶段可以使用放射治疗。放疗在肺癌的综合治疗中有举足轻重的作用，具有良好预后效果。

放疗怎么杀灭肿瘤细胞

放疗是应用放射线（如光子束的 X 射线、γ 射线，粒子束的质子束、中子束及重离子束等）照射到肿瘤组织细胞内，导致肿瘤细胞内 DNA 的双链断裂，失去自我复制增殖的功能而凋亡，从而杀灭肿瘤的一种治疗方式。每次放疗，仅能杀死一部分癌细胞，另一部分通过修复还可存活。因此，需要进行几次甚至几十次的反复照射，才能够将更多的肿瘤细胞杀死。

放疗有能量，精准治疗强

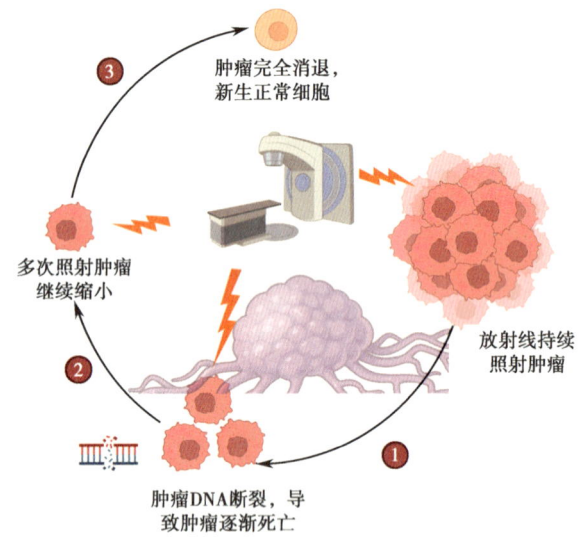

① 放射线持续照射肿瘤

肿瘤DNA断裂，导致肿瘤逐渐死亡

② 多次照射肿瘤继续缩小

③ 肿瘤完全消退，新生正常细胞

什么情况适合放疗

一般对放射线敏感的恶性肿瘤、转移瘤等都可以行放疗。非小细胞肺癌、小细胞肺癌多须采用手术、放疗、化疗等综合治疗模式才能更好地控制肿瘤。对于出现肺、骨、肝等远处转移的患者，也可以进行姑息减症放疗。

放疗适应广，过半用得上

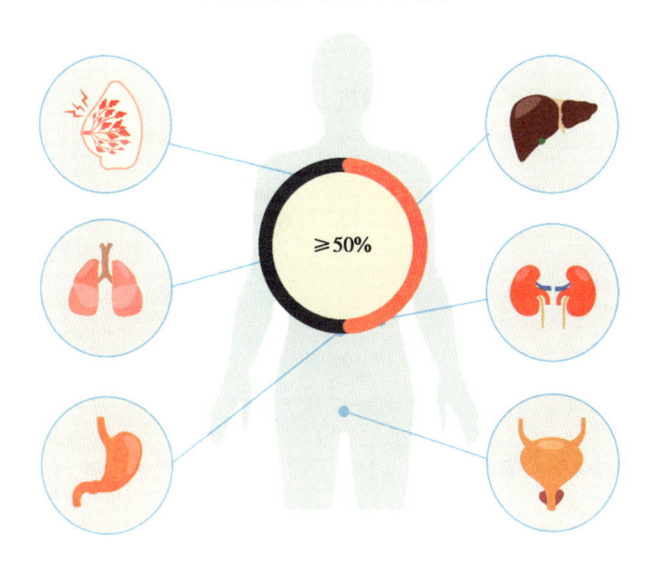

≥50%

放疗会带来身体损伤吗

放疗是一把双刃剑，在杀死肿瘤细胞的同时，对正常细胞也有一定损伤。损伤大小取决于放射的剂量、位置和患者的一般体力状况等。根据损伤发生的时间将其分为急性损伤和晚期损伤；根据损伤发生的范围将其分为局部损伤和全身损伤。急性损伤常见的表现包括食管黏膜充血、水肿、疼痛、溃疡，照射区域放射性肺炎，脱发等。放疗还可能引发全身不良反应，其中疲乏较为常见，还有骨髓毒性，如白细胞和血小板减少等。晚期损伤主要表现为肺纤维化等。

损伤可预防，尽早干预上

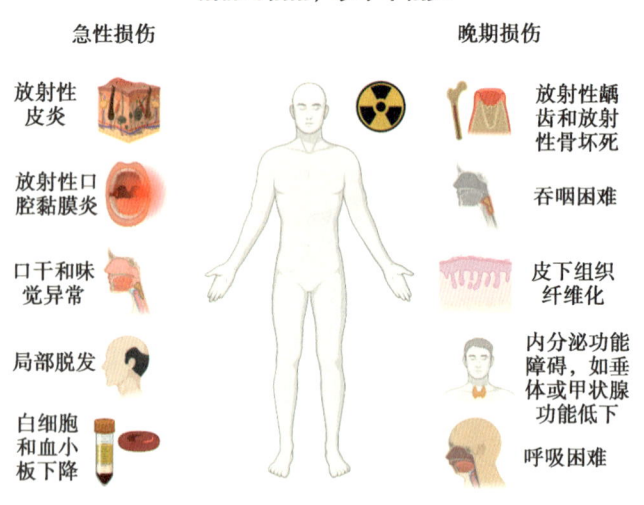

急性损伤

- 放射性皮炎
- 放射性口腔黏膜炎
- 口干和味觉异常
- 局部脱发
- 白细胞和血小板下降

晚期损伤

- 放射性龋齿和放射性骨坏死
- 吞咽困难
- 皮下组织纤维化
- 内分泌功能障碍，如垂体或甲状腺功能低下
- 呼吸困难

TOMO 刀、射波刀、调强放疗都是怎么回事

TOMO 刀：又称螺旋断层放射治疗，采用螺旋 CT 扫描方式治疗肿瘤。对于病灶较多、形态不规则及特殊解剖部位的肿瘤具有一定的剂量学优势，如全身多处转移。通过一次连续性照射即可完成对单个大体积肿瘤靶区或多个靶区的治疗，明显缩短治

疗时间、提高治疗效率。

射波刀：属于立体定向放射治疗的一种，利用立体定向技术进行病灶定位。射线聚焦的能量比较大，实现病灶中心高剂量，周围剂量迅速跌落的剂量分布特点，治疗范围精确、误差小，精准杀伤肿瘤，起到类似外科手术的效果。

放疗设备多，选择看情况

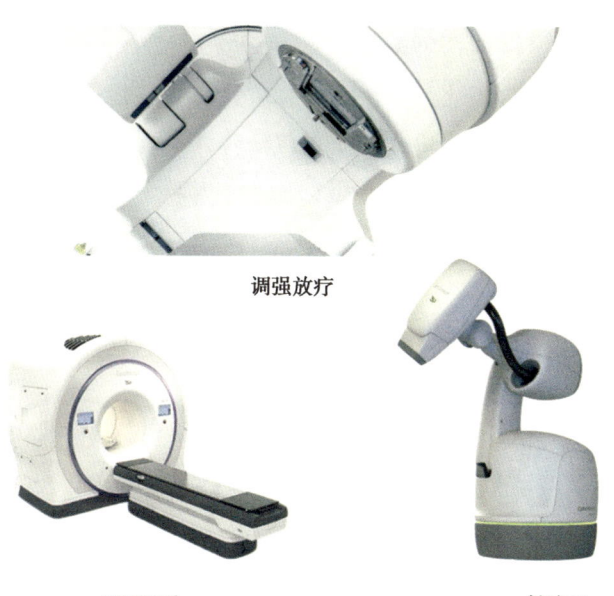

调强放疗

TOMO刀　　　　　　　　射波刀

调强放疗：是一种精准放疗的实现方式，靶区不仅有更好的适形性，还能够调整靶区内部剂量分布及强度变化，提高肿瘤内部接受放疗的剂量均匀性，减少周围正常组织受照剂量，提高肿瘤控制率及患者生存率，改善患者生存质量。

质子治疗是什么

质子是一种带有正电荷的亚原子粒子，经过回旋加速器加速形成质子束射入人体组织，杀灭肿瘤细胞。在到达肿瘤病灶前质子束释放的能量较少，一旦到达病灶，会在瞬间释放比常规放疗更大的能量，形成一个高峰——布拉格峰，实现对肿瘤的准确打击。之后能量迅速衰减，大大减少了对周围正常组织的伤害。

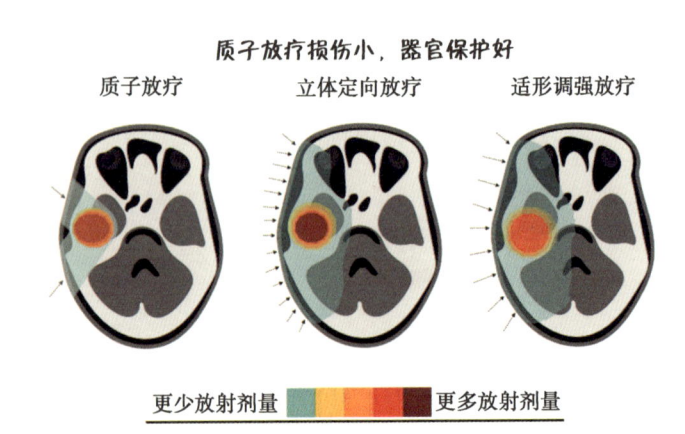

质子放疗损伤小，器官保护好

质子放疗　　立体定向放疗　　适形调强放疗

更少放射剂量　　更多放射剂量

重离子放疗是什么

重离子放疗是通过粒子加速器将重离子加速到高速形成具有强穿透力的电离射线进行的放疗。重离子具有特殊的布拉格峰物理学特性,能够在肿瘤处释放有效剂量,同时极大减少对周围正常组织的辐射剂量。然而,与质子放疗不同的是,重离子在布拉格峰迅速下降结束时还存在一个较长的低剂量尾区,这可能增加肿瘤后正常组织接受低剂量照射的风险,可能导致不良反应增加。

放疗期间要配合化疗吗

放疗是一种局部治疗手段,化疗是全身治疗,放疗期间同步化疗可以使肿瘤细胞增殖周期同步,增加放疗对肿瘤细胞的杀伤效果,同时化疗药物也可以直接杀死肿瘤细胞。对于肺癌,放疗期间是否配合化疗取决于多个因素,包括肿瘤类型、临床分期、患者一般状况以及治疗目标等。对于不能手术的局部晚期非小细胞肺癌及局限期小细胞癌患者,放、化疗联合是根治性治疗的最主要方式。对于肺癌术后患者,若患者的手术切缘阳性,要术后放疗,必要时联合全身治疗。

什么是靶向治疗

靶向治疗是一种针对具有明确致癌位点的肿瘤在细胞分子水平，通过设计的特定药物与特异性癌位点结合，使肿瘤细胞特异性死亡，而不会对周围正常细胞造成损伤。由于不同病理类型的恶性肿瘤的致癌位点存在差异，所使用的靶向药物也各不相同。肺癌中针对表皮生长因子受体（EGFR）、间变性淋巴瘤激酶（ALK）等突变的靶向药物极大地延长了患者寿命，已经在临床上得到广泛应用。

有靶打靶，无靶免疫

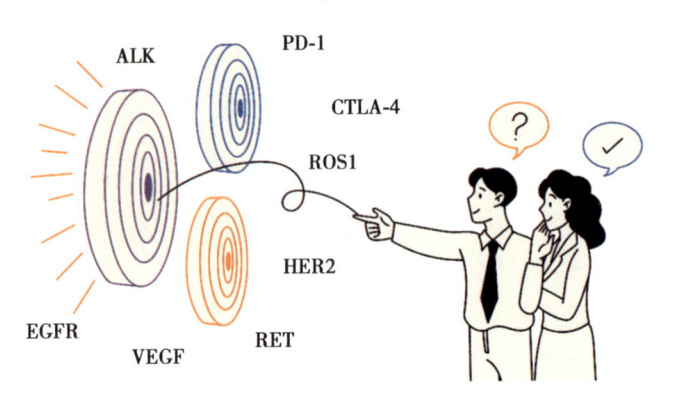

什么是免疫治疗

免疫细胞杀肿瘤，科学使用遵医嘱

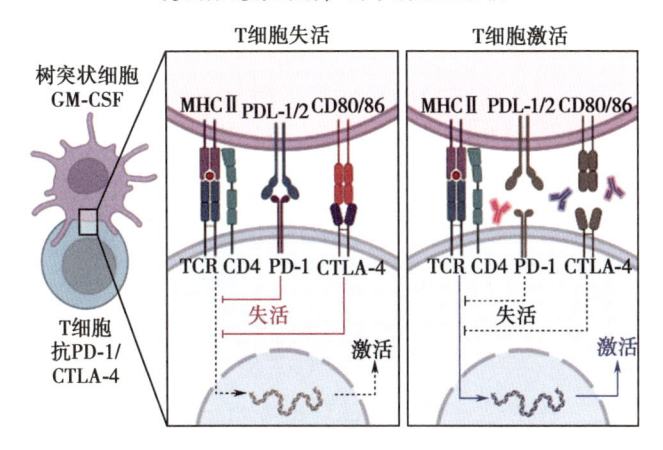

免疫治疗是一种利用人体自身免疫系统来治疗疾病的方法。其目标是增强或恢复免疫系统的功能，使其更有效地对抗肿瘤。①检查点抑制药：通过解除免疫系统的"枷锁"，使其更积极地攻击肿瘤细胞。一些肿瘤细胞可以利用身体的自我保护机制，通过特殊的"检查点"阻止免疫系统的攻击。检查点抑制药的作用就是打破这个阻碍，唤醒"沉睡"的免疫系统。②细胞免疫疗法：通过从患者体内提取免疫细胞，经过特殊处理后再重注体内。这样处理过的免疫细胞更能识别和攻击肿瘤细胞，从而增

强治疗效果。③疫苗疗法：类似于传统疫苗，能够激发免疫系统产生对抗病毒或肿瘤的反应。其目的是让免疫系统永远"记住"并持续对抗异常细胞。

免疫治疗的优势：①不良反应更少。免疫治疗通常对正常细胞的损害较小；②适用性更广泛。免疫治疗对多种类型的癌症都可能有效，而不仅仅局限于特定的肿瘤类型；③疗效更持久。一旦激活免疫系统，它可能会持续保持对肿瘤细胞的攻击，从而提供较长时间的疾病控制。

专家有话说

放射治疗作为恶性肿瘤常用三大治疗手段之一，通过电离辐射杀灭肿瘤，既不神秘，也不可怕。历经百年发展，现代肿瘤放疗已经实现了三个精准：形状精准、剂量精准、生物精准，如同"巡航导弹"般精准制导，在最大程度杀灭肿瘤的同时，最大程度减轻患者的不良反应。

PART 2

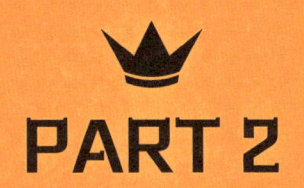

了如指掌
肺癌认知

　　肺癌是一种发生在肺部的恶性肿瘤，根据其病理类型、分期和患者一般情况的不同，其治疗方法和策略各有不同，通过阅读本篇，您将对肺癌的基本知识、病理类型、诊断方法、治疗方法以及如何进行生活方式调整有一个全面系统的认识。让我们携手揭开肺癌的神秘面纱，为战胜肺癌贡献力量。

肺癌分为哪几种

肺癌主要分为小细胞癌和非小细胞癌。在非小细胞癌中又常见鳞癌和腺癌等分类。每种肿瘤都有其独特的生物学特性和诊疗方案，具体可咨询相关专科医生。

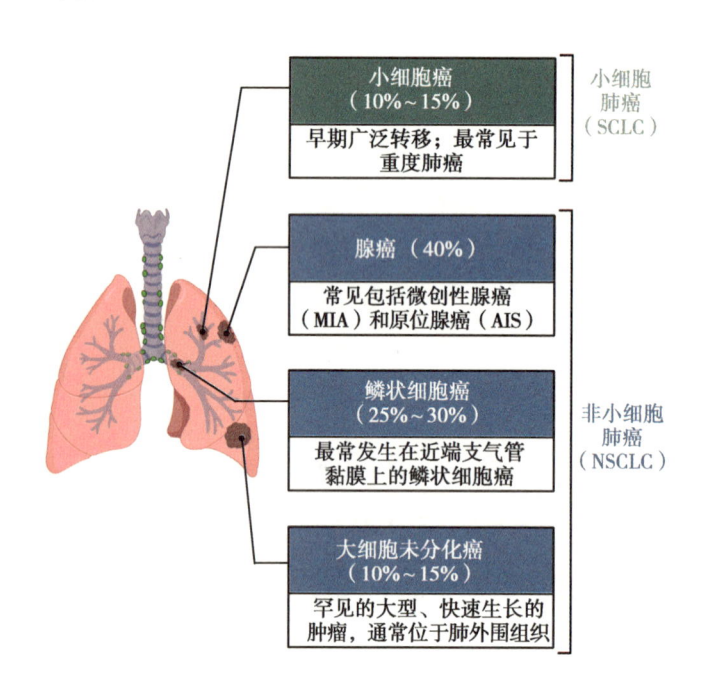

小细胞癌（10%~15%）
早期广泛转移；最常见于重度肺癌

小细胞肺癌（SCLC）

腺癌（40%）
常见包括微创性腺癌（MIA）和原位腺癌（AIS）

鳞状细胞癌（25%~30%）
最常发生在近端支气管黏膜上的鳞状细胞癌

大细胞未分化癌（10%~15%）
罕见的大型、快速生长的肿瘤，通常位于肺外围组织

非小细胞肺癌（NSCLC）

肺癌不能手术了还有得治吗

无法手术的肺癌分为中期(专业上称为"局部晚期",没有扩散到肺以外的脏器)和晚期(已扩散到其他脏器)两大类。对于中期肺癌,通过以放疗为主、联合全身药物治疗的综合治疗手段,是可以达到根治的目的;对于晚期肺癌,以全身药物治疗(包括化疗、免疫治疗、靶向治疗及药物联合治疗等)为基础,在全身药物治疗有效的基础上积极联合放疗,能为多数患者带来延长生命、提升生活质量的效果。

肺癌治疗分阶段,不同方法可选择

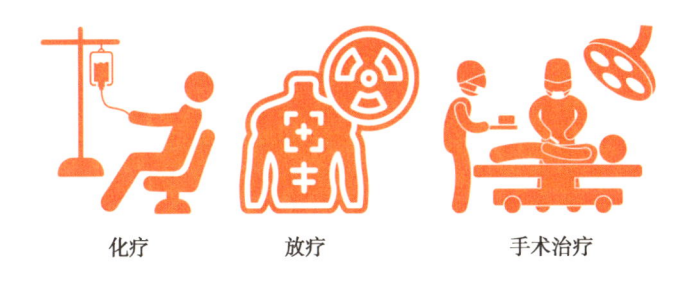

化疗　　放疗　　手术治疗

肺癌为什么要先取病理等待结果再治疗

肺癌包括多种病理类型,每种肿瘤都有其独特的生物学特性，病理学检查及一些必要的分子检测手段将极大影响患者的后续诊疗方案，因此对于大多数肺癌患者而言，需要等待病理结果后再行治疗。当然，如存在肿瘤急症，专科医生也会判断是否需要提前进行一些对症抗肿瘤治疗。

肺癌诊断需要做哪些检查

肺癌的诊断需要体格检查、影像检查和实验室检查等，常见的检查有CT、PET-CT、骨扫描、磁共振、肺穿刺、支气管镜等。这些检查总体分为定性和定量两大类。①定性检查：穿刺明确病理类型、基因突变情况等，以明确针对性用药方案。②定量检查：通过PET-CT、脑磁共振等检查明确病变涉及

放疗之前要检查，身体功能恢复好

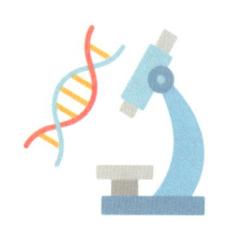

病理检查
免疫组化/基因检测等

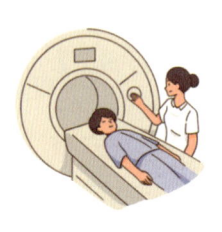

影像学检查
CT/MRI/PET-CT等

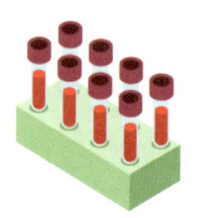

实验室检查
血常规/生化/肿瘤指标等

的范围，明确临床分期。不同病理类型、不同临床期别的肺癌治疗方案是不同的，完善的检查将有助于制订最佳的治疗方案。

得了肺癌要忌口吗

对于肺癌患者的饮食应做到清淡、易消化。建议荤素搭配，均衡营养。忌口方面除了西柚等少数影响药物代谢的食物外（具体药物使用咨询专科医师及药师），原则上不忌口。建议食物要多样化，营养均衡，遵循"凡事不过量"即可。

肺癌治疗贵吗？会不会大概率还是人财两空

目前绝大多数的肺癌相关检查和治疗药物都已经纳入医保范围，大大减少患者的负担。同时有大量比肩国际产品的国产同类新药、手术器械、放疗设备等不断上市，未来必将进一步降低肺癌患者的治疗费用。另外，对于很多经济困难的病患，也有不少好的免费的临床试验可以选择。

肺癌的疗效已较过去有了大幅度提升，早、中期患者的根治机会不断提升，晚期患者生存时间不断延长，虽然晚期肺癌目前尚不能根治，但有望成为像与血压、糖尿病等类似的慢性病，长期带瘤生存。

肺癌与吸烟相关吗？诊断后需要戒烟吗

吸烟是最主要的肺癌致病危险因素，吸烟者的肺癌发病率明显高于非吸烟者，这包括长期吸烟者、大量吸烟者和"二手烟"暴露者。诊断肺癌后戒烟是非常重要的，无论是手术或是放、化疗，吸烟都会对治疗产生影响，危害患者的健康。

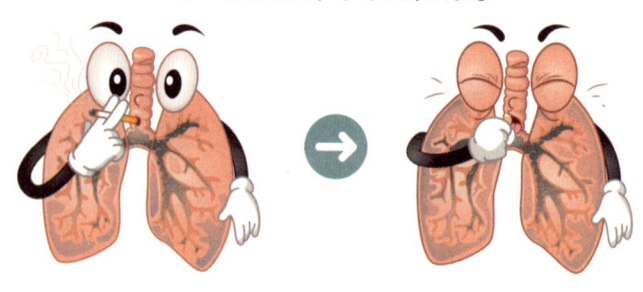

肺癌都要做基因检测吗

基因检测是肺癌患者治疗当中不可或缺的检

查之一，可用于制订治疗方案、判断是否耐药，以及联合用药的依据。但并不是所有肺癌患者都一定要做基因检测的，如小细胞肺癌和肺鳞癌等，目前临床上无须常规做基因检测，具体请咨询专科医生。

怎么才能发现早期肺癌

发现早期肺癌的关键是进行定期的肺癌筛查和警惕可能的症状。①肺癌筛查：定期进行胸部低剂量螺旋CT扫描等检查，有助于发现早期肺癌。②注意症状：早期肺癌可能没有明显的症状，但这些症状可能值得关注：持续咳嗽或有变化的咳嗽、痰中带血、胸痛、呼吸困难、声音嘶哑、反复发生的肺部感染等，如果出现包括但不限于以上的症状，应及时就医进行检查明确诊断。③高风险人群关注：长期吸烟者、"二手烟"接触者、有家族史的人以及与放射性物质有过多接触的人，属于较高的肺癌风险群体应特别关注肺部健康，并定期进行相关筛查。

早期症状需鉴别，定期体检有必要

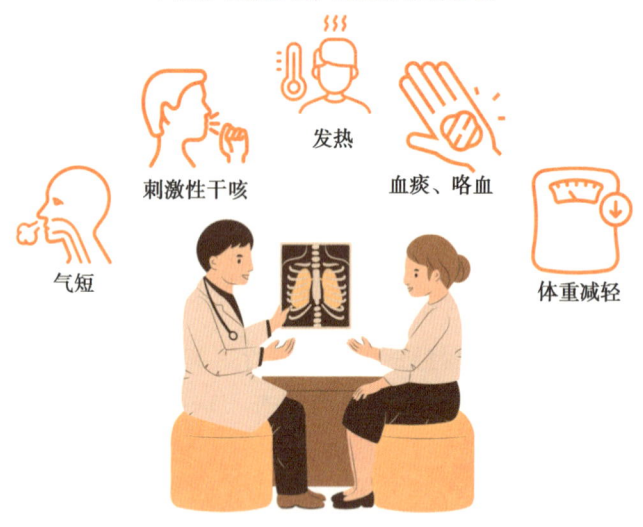

气短　刺激性干咳　发热　血痰、咯血　体重减轻

早期肺癌怎么治疗

早期肺癌的治疗方法通常根据肿瘤的类型、大小和位置以及患者的整体状况来确定，目前早期肺癌的标准治疗方法有 2 种。①手术切除：对于局限在肺部的小肿瘤，手术切除是常见的治疗方法。②立体定向放射治疗：适用于不愿意手术或身体条件不允许手术的患者，通过高能射线聚焦照射（SBRT 或 SABR）来杀死癌细胞。但对于肿块较大或有高危因素的患者，可能需要在手术或放疗之后联合全身药

物治疗，具体请咨询专科医生。

早期肺癌治疗后会复发吗

早期肺癌治疗后，复发的可能性是存在的，但是具体的复发率会因患者的个体差异以及治疗方法而有所不同。导致肺癌复发的因素包括四种。①微小残余病灶：即使手术切除肿瘤，仍可能存在微小的癌细胞残留在身体其他部位，这些细胞可能在未来重新生长。②淋巴结转移：肺癌常常伴随淋巴结转移，尽管已经切除肿瘤，但有时淋巴结中的癌细胞可能在未来扩散到其他区域造成复发。③遗传因素：某些遗传变异可能增加肺癌患者的复发风险。如某些基因突变会使肿瘤对药物治疗产生耐药性。④免疫逃逸：癌细胞能够逃避免疫系统的攻击，这意味着即使在治疗后，潜在的癌细胞仍具有重新生长和复发的潜力。所以，为了降低复发风险，建议定期随访，及时发现复发，采取进一步的治疗措施。

早期肺癌需要做基因检测吗

①ⅠB期肺癌患者，合并高危因素（具体可以咨

询专科医生），需要做基因检测，以便进行术后的辅助靶向治疗。②年轻患者：年轻患者在发现Ⅰ期肺癌时，多考虑与基因改变有关。③有家族史的患者：家族中如有患有肺癌或其他相关癌症者，基因检测可以帮助确定是否存在遗传基因突变。④多原发肺癌：同一患者可能同时患有多个原发性肺癌，这种情况下也考虑做基因检测。

基因检测有推荐，符合要求尽快检

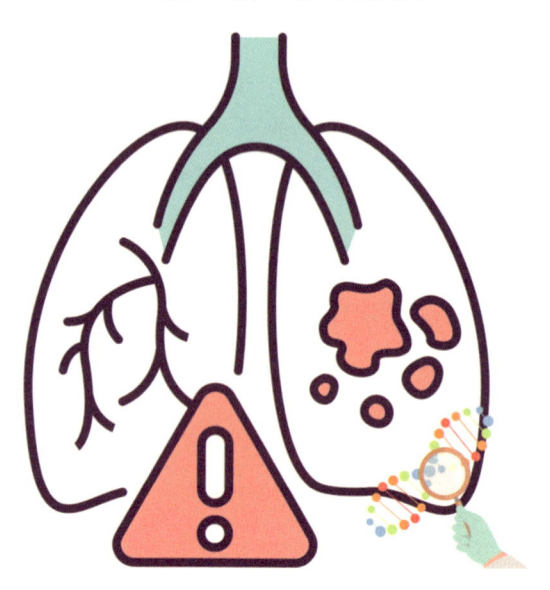

早期肺癌手术后还需要其他治疗吗

早期肺癌手术后，是否需要进行其他治疗取决于多个因素，如手术切除的彻底程度、肿瘤的病理学特征以及患者的整体健康状况。①ⅠA期的患者手术后无须辅助治疗。②ⅠB期的患者，可能会推荐术后辅助化疗。化疗后可根据肿瘤基因检测的结果选择靶向治疗，以控制癌细胞的生长和播散。

早期肺癌可以寻求中医中药治疗吗

早期肺癌的现代医学治疗通常包括手术、放疗、全身药物治疗等方法，这些方法都经过临床试验和科学研究，并被广泛接受和应用。虽然中医中药在许多方面有其独特的优势和应用，但对于早期肺癌的治疗，目前并没有足够的科学证据支持中医中药单独作为主要治疗手段。因此，在面对早期肺癌时，现代医学治疗方法仍然是首选。

一些患者可选择结合中医中药作为辅助治疗，来增强机体整体健康状况和提高免疫功能。建议向正规医院专业的中医医生进行咨询，告知病情及既往诊疗经过，以便综合评估病情和个体差异，制订合适的中医中药治疗方案，同时与主治医生保持沟通,听从建议。

肿瘤治疗需谨慎,科学证据要充分

现代医学治疗　　　　　　传统中医治疗

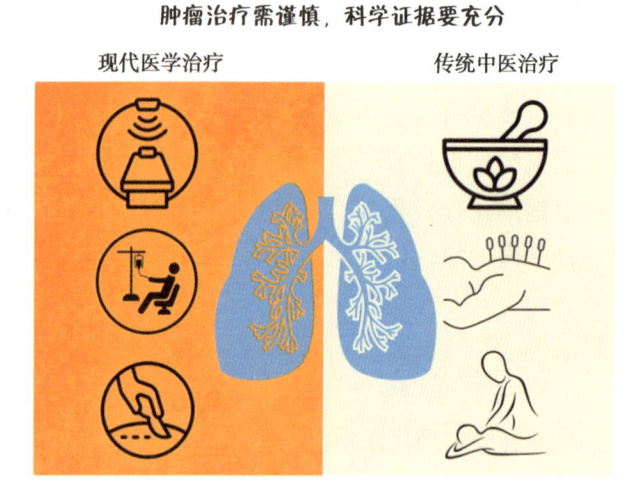

早期肺癌治疗费用高吗?医保可以报销吗

早期肺癌的治疗费用可因多种因素而不同,包括地区、治疗方法和患者的具体病情等。通常来说,早期肺癌的治疗费用相对晚期肺癌治疗的费用要低。对于费用问题,可以进一步咨询当地的医疗机构或主治医生了解。

对于医保报销方面,不同地区的医保政策不

同，目前早期肺癌的常规治疗手段，包括手术、放疗都是纳入医保范围的，但具体的报销比例和条件可能会有所不同，建议咨询当地的医保机构或保险公司（若自行购买商业保险），了解报销政策和具体流程。

早期肺癌能治愈吗

I期肺癌尚未扩散到其他部位，是可治愈的，治疗方式通常包括手术切除或立体定向放疗，部分患者可能需要后续联合药物治疗。然而，即使I期肺癌治疗成功，也有复发的风险，因此，患者需要定期进行随访检查，以确保癌细胞没有再次出现。总的来说，I期肺癌是可以治愈的，但需要患者积极配合医生的治疗，并且采取预防复发的措施。

早期肺癌在生活方式和饮食上需要注意什么

早期肺癌患者在生活方式和饮食上需要注意以下五点。①戒烟和避免吸入"二手烟"：吸烟是导致肺癌的主要原因，因此戒烟对于防止肺癌复发和进展至关重要。②避免接触致癌物质：尽量避免接触有害化学物质，如工业废气、石棉和放射性物质等，这些物质都可能增加肺癌的风险。③均衡饮食：多摄入新鲜水果、蔬菜、全谷类和高纤维食品，减少摄入加工食品、高脂肪食品、高糖食品和红肉等，均衡饮食有助于提高身体免疫力，并有助于后期康复。④保持适当体重：肥胖已被证实与肺癌的发病率增加有关。⑤运动：适当的体育锻炼可以增强机体免疫功能，改善身体状况和心肺功能，有助于提高生活质量和加速康复，提高自身的整体健康水平。

什么是中期非小细胞肺癌

中期非小细胞肺癌通常指的是肿瘤较大或有淋巴结转移，但尚未扩散到身体其他部位的阶段，主要包括Ⅱ期和Ⅲ期非小细胞肺癌。与早期肺癌相比，中期非小细胞肺癌治疗会更为复杂，要以局部治疗手段（手术或放疗）为基础、综合运用多种治疗手段。但相对于晚期肺癌而言，中期非小细胞肺癌仍有根治的机会。

中期非小细胞肺癌都有哪些治疗手段

中期肺癌专业上称为"局部晚期",局部排在前面,所以它是以局部治疗手段(手术或放疗)为基础的、联合全身药物治疗的多学科综合诊疗,中期肺癌是有根治机会的,千万不能把中期肺癌当晚期肺癌单纯进行药物治疗,否则就会丧失根治治愈的机会。中期非小细胞肺癌,常常需要综合运用多种治疗手段,以达到最佳的治疗效果。治疗方案应根据患者身体状况和肿瘤特征等因素,患者与医疗团队充分沟通,并通过多学科会诊后制订。

"局晚"治疗手段多,综合评估因人异

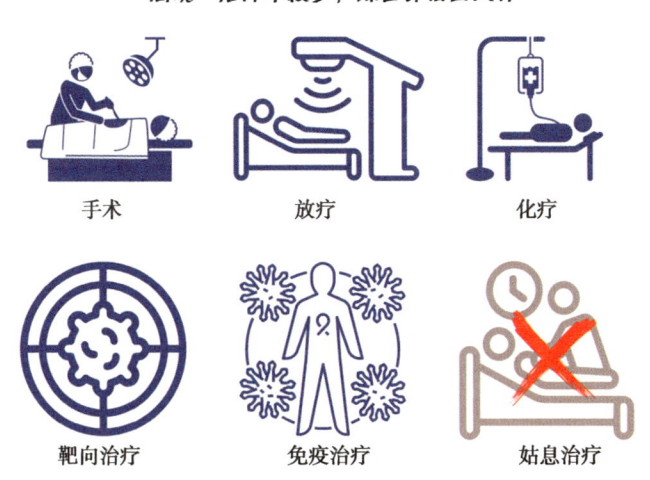

手术   放疗   化疗

靶向治疗   免疫治疗   姑息治疗

中期非小细胞肺癌选择手术还是放化疗

对于Ⅱ期及可切除的Ⅲ期非小细胞肺癌首选手术治疗，根据术后病理情况，给予适当的术后辅助药物治疗；目前越来越多的证据提示手术前新辅助治疗联合术后的辅助治疗能给患者带来更好的生存获益。对于多学科会诊评估不可切除的Ⅲ期非小细胞癌，首选根治性放疗，放疗期间同时做全身化疗，即同步放化疗。若因体质较差，经放疗专科评估无法耐受同步化放疗，可选择先放疗后化疗，或者先化疗后放疗，即序贯放、化疗。若患者无法耐受化疗，可选择单纯放疗。放化疗后可进行免疫巩固治疗。

可切除中期非小细胞肺癌如果不愿意接受手术，能否接受放化疗

根治性放化疗和手术一样，都是根治肿瘤的重要局部治疗手段。对于不能耐受手术或不愿接受手术的中期患者，以根治性放疗为基础的综合治疗方案是这部分患者的标准治疗方案。放、化疗后可进行免疫巩固治疗。切记，中期患者即使不能手术也

是有根治治愈机会的，千万不能因为不能手术了就当成晚期肺癌只接受药物治疗。

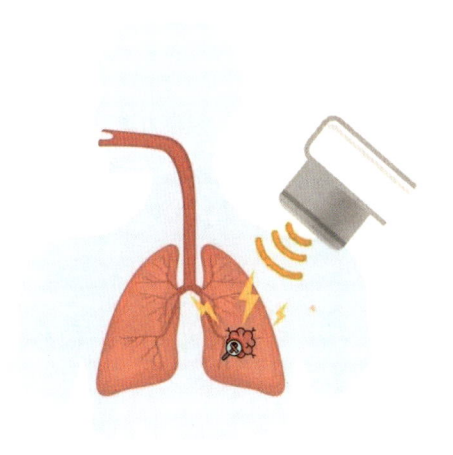

中期非小细胞肺癌为什么要进行多学科会诊

中期非小细胞肺癌临床上相对比较复杂，单一的治疗手段效果不好，要想获得最好的治疗效果、提高治愈率，需要联合使用手术、放疗、化疗、靶向治疗等多种手段，因此强烈推荐通过多学科会诊制订综合治疗方案。多学科会诊使患者在一次会诊接受多个专业领域医生的综合评估，有助于全面了解患者的健康状况、肿瘤的特征，制订个体化治疗方案。同时，多学科讨论还可考虑到患者的全面需求，包括心理、康复、支持等方面，提高治疗效果和生活质量。

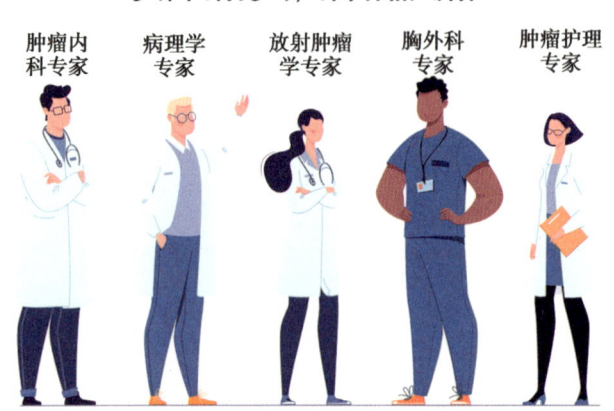

多种学科共参与，科学方案同制订

肿瘤内科专家　病理学专家　放射肿瘤学专家　胸外科专家　肿瘤护理专家

不可手术的中期非小细胞肺癌只接受内科药物治疗可以吗

不可以。内科药物治疗（包括化疗、靶向、免疫检查点抑制剂等药物）一般只能延缓肿瘤的生长，延长患者生存期，达不到根治的效果。因此只有晚期肺癌患者才会首先接受以药物为基础的全身治疗。早、中期患者是以局部治疗手段（手术或放疗）为基础，联合内科药物做新辅助或辅助治疗以更好地控制肿瘤。对于不可切除中期非小细胞癌，首选同步放、化疗。若患者无法耐受同步化、放疗，可以通过多学科会诊，采用放疗序贯药物治疗的方式。若放疗专科认为患者无法耐受放化疗，才可以按晚期肿瘤治疗原则，先选择内科药物治疗，待肿瘤退缩后也要及时再找放疗专科医生评估能否耐受放疗。

不可手术的中期非小细胞肺癌进行放化疗能治愈吗

常常有一种误区，认为只有手术才能根治肿瘤，放、化疗只能缓解症状、延长生存时间。实际上，根治性放化疗通过放射线杀灭片子上看得见的肿瘤细胞，再联合化疗杀灭片子上看不见的肿瘤细胞，因此根治性放化疗也是一种以治愈肿瘤为目的的治疗手段。目前的研究显示手术与根治性放、化疗治疗中期肺癌生存率相当，所以放、化疗和手术一样是可以根治中期非小细胞肺癌的。

不可手术的中期非小细胞肺癌进行放疗和化疗,两者如何进行配合

不可手术的中期非小细胞肺癌患者需要接受以放疗为基础的综合治疗。放疗是局部治疗,化疗是全身治疗,两者通常同步进行,即同步放、化疗,以达到最优的治疗效果。但应注意的是,两者联合会增加不良反应,需要临床上密切关注。若患者经放疗专科评估无法耐受同步放化疗,可选择先化疗2~4个疗程后再行放疗,我们称为序贯化放疗。若患者无法耐受化疗,则选择单纯放疗。

中期肺癌不手术,放疗必选反应少

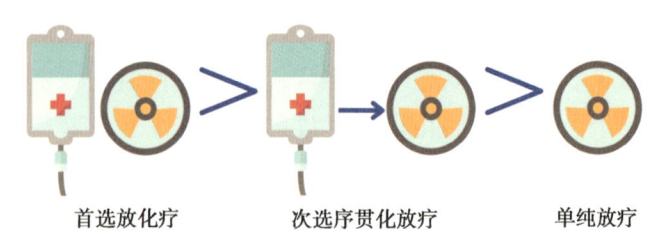

首选放化疗 > 次选序贯化放疗 > 单纯放疗

放疗是中期非小细胞肺癌患者治疗不可或缺的,如果只能二选一,那标准是放疗。因为,首先,作为局部治疗手段,对肿瘤杀灭作用远高于作用于全身的化疗;其次,放疗的不良反应也是表现在局部

的，而化疗的不良反应是全身性的，大多数情况下放疗不良反应是要轻于化疗不良反应的。

老年中期非小细胞肺癌患者可以进行根治性放化疗吗

老年中期非小细胞肺癌患者是否适合根治性放化疗应考虑多个因素。年龄本身不是根治性放化疗的限制因素，需要综合评估患者的整体健康状况、肿瘤特征和对生活质量的影响等因素。最终的治疗方案应由医疗团队与患者共同制订。

中期非小细胞肺癌根治性放疗后为什么要进行免疫治疗

中期非小细胞肺癌患者接受根治性同步放、化疗后，可通过增强肿瘤抗原的释放和促进免疫细胞的活化，可以产生免疫系统的激活效应。免疫治疗是通过增强患者自身的免疫来攻击肿瘤细胞，常用的药物有PD-1/PD-L1免疫检查点抑制药等。目前的研究显示，Ⅲ期非小细胞肺癌放、化疗后辅助免疫药物治疗，患者5年生存率超过40%，疗效跟可手术的Ⅲ期非小细胞肺癌患者手术治疗效果是相当的。

同步放化+免疫，肿瘤细胞难藏匿

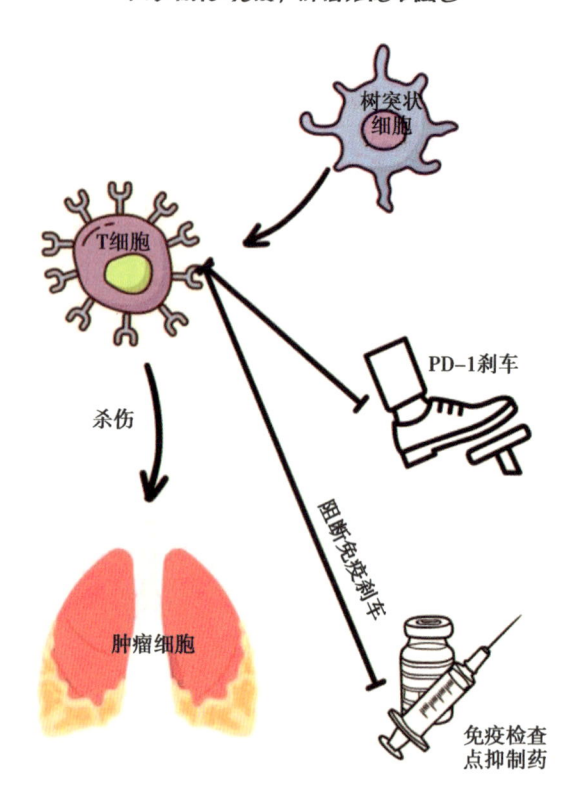

中期非小细胞肺癌放化疗后进行免疫治疗，会不会增加肺炎的风险

免疫治疗在中期非小细胞肺癌的治疗中发挥着

重要的作用，但确实有可能增加肺炎的风险。这主要是因为免疫药物可能会引起免疫系统激活，误伤正常组织，从而导致肺炎等不良反应。放化疗后，放射性肺炎和免疫性肺炎的风险都可能存在。但这种风险并不是绝对的，每个患者的反应可能会有所不同。因此，建议在接受免疫治疗前接受全面的评估，充分了解治疗的风险和可能的不良反应。在治疗期间密切监测身体的反应，一旦咳嗽加重、胸闷气急加重、发热等不适，应立即与主管医生联系或当地医院就诊。

中期非小细胞肺癌根治手术后要不要放疗

中期非小细胞肺癌患者在接受手术治疗后仍有很高的复发风险，通常药物辅助治疗（包括化疗、靶向或者免疫）是该类患者的标准治疗方案，对于术后放疗是否可以提高生存率一直存在争议，但术后放疗可以降低局部复发风险的作用是比较明确的。对于不完全切除的患者，术后放疗属于挽救性治疗，是必须的。对于根治手术后完全切除的患者要不要放疗，需要综合患者的临床分期、手术术式、术后病理、外科医生的建议等进行决策。

晚期非小细胞肺癌有哪些治疗手段可以选择

晚期非小细胞肺癌以全身药物治疗为主，包括化疗、靶向药物、免疫药物等。在药物治疗的基础上，针对控制良好的原发病灶和转移病灶做局部治疗可以非常好地缓解肿瘤导致的症状，并且有效延长生存期。局部治疗的手段包括放疗，手术治疗，介入治疗等，用哪种方法需要根据病情来选择，其中，放射治疗是最常用的无创治疗方法。

晚期非小细胞肺癌常见治疗手段

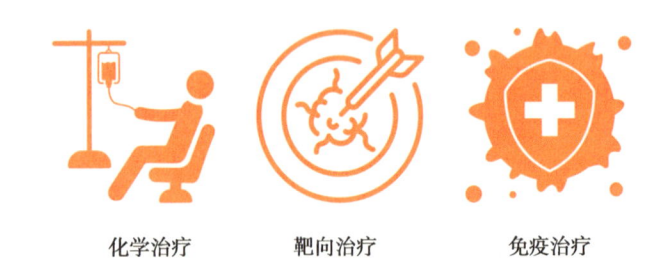

化学治疗　　　　靶向治疗　　　　免疫治疗

晚期非小细胞肺癌能不能治愈

晚期非小细胞肺癌以药物治疗为主，且精准治疗在非小细胞肺癌日趋成熟，高效低毒的新药也不断问世。除了化疗之外，靶向治疗、免疫治疗、抗血管生成治疗等药物的合理应用已经大大延长了患者的生存时间,提高了患者的生活质量。以放疗为代表的局部治疗的加入更是让相当比例的患者长期带瘤生存,开启类似于高血压、糖尿病等慢性疾病的生存状态和疾病管理模式。

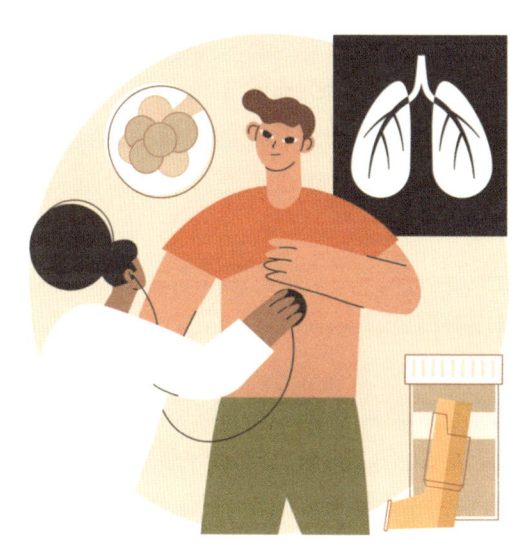

肿瘤是个慢性病,疾病管理要实行

晚期非小细胞肺癌是不是只能化疗

晚期非小细胞肺癌的治疗已经进入基于基因和

分子分型的精准治疗时代。对于有基因突变的患者，服用靶向药就能获得非常好的疗效，并且越来越多的新靶点和新型靶向治疗药物被发现和临床使用。如果没有发现有效的突变基因，化疗联合免疫治疗是基本治疗，但对于PD-L1高表达的患者，单纯的免疫治疗也可以取得很好的效果。

因为化疗的不良反应较大，如何去化疗也是这个领域非常重要的研究方向，包括靶向联合抗血管生成药物、免疫联合抗血管生成药物以及不同类型免疫药物联合等多种去化疗的组合模式，都初步看到了一定的疗效，未来会有更多的高效低毒方案进入临床使用。

晚期非小细胞肺癌能不能放疗

放疗在晚期非小细胞肺癌的治疗中一直扮演重要角色，可以治疗癌痛，解除肿瘤对重要器官的压迫症状，控制肿瘤导致的出血等。随着精准放疗的不断发展，晚期非小细胞肺癌在合适的时机做放疗，甚至可以达到根治的效果，部分患者可以被临床治愈。特别是对转移数目≤5个的"寡转移"患者，在药物治疗有效的基础上，早期联合放疗等局部治疗手段，可以显著延长患者的生存时间。

晚期非小细胞肺癌靶向治疗后可以放疗吗？什么时候放疗效果较好

针对靶向治疗后残留的肿瘤原发病灶做精准放疗，可以有效避免靶向药的耐药，控制肿瘤的发展。在靶向治疗最佳疗效的时候，也就是肿瘤不再继续缩小的时候，是进行放疗的最佳时间点，这个时间点一般是在靶向药物治疗2~3个月后。

晚期非小细胞肺癌药物治疗后残留的少数病灶能做放疗吗

晚期非小细胞肺癌药物治疗后残留的少数病灶在医学上称作"寡残留"。放射治疗可以针对这些"负隅顽抗"的病灶实施精准打击，取得非常好的疗效。对于体积不大，位置不靠近重要器官的肿瘤，立体定向放疗可以彻底消灭这些"残余势力"。针对寡残留病灶早期联合放疗，可以显著延迟药物耐药性的出现，延迟换药时间，从而提高患者的生存时间。

残留病灶可放疗，精准打击疗效好

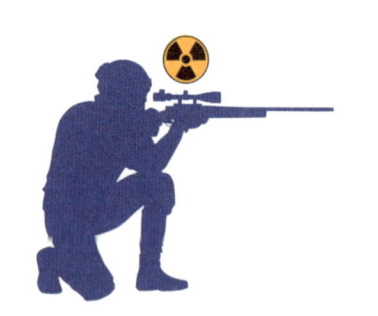

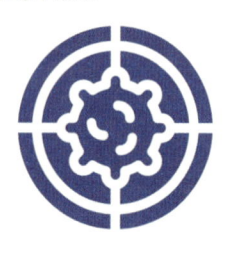

晚期非小细胞肺癌靶向药物治疗后局部增大的病灶可以选择哪些治疗手段

靶向药物治疗一段时间后局部病灶增大或局部出现新发病灶，在医学上称作"寡进展"。针对这些病灶，根据病情可以选择的治疗手段包括手术，放疗以及介入治疗等。因为精准放疗具有高效低毒和无创的特点，在临床运用最多，也是各种临床指南推荐最多的治疗手段。

出现寡进展的时候不要急于换用其他靶向药，这种情况说明靶向药尚未全面失效，只是局部出现耐药，大多数部位的病灶药物还是能控制住的。这个时候针对局部耐药的病灶联合放疗，既可以控制进展的病灶，又可以继续使用原有的靶向药物，延长了药物的有效时间，自然也就延长了患者的生存时间。

当然，如果患者在靶向药物治疗过程中出现了多处病灶增大或新发病灶，那就要进行进一步的基因检测，明确耐药突变，调整后续药物治疗。

晚期非小细胞肺癌在药物治疗后远处转移病灶都消失了，只有肺上的病灶和纵隔淋巴结的病灶还在，还有根治的机会吗

对于晚期肺癌，在有效的药物治疗后分期降到了局部晚期，甚至是早期，是有临床治愈机会的。推荐多学科讨论病情后做合适的根治性治疗，比如根治性放疗，甚至是手术治疗。

肺癌脑转移进行脑部放疗后人会"变傻"吗

对于有症状的脑转移，放疗是要早期就开始干预的。随着精准放疗的快速发展，目前我们的技

术完全可以只针对肿瘤进行杀伤。精准放疗对正常脑组织的损伤很轻微，加上可以采取诸如脑海马体保护等预防措施，绝大多数患者没有"变傻"的风险。

放疗可以减轻肺癌骨转移导致的疼痛吗？什么时候放疗效果较好

放疗是控制骨转移癌痛最有效的方法之一，可以非常有效地控制疼痛，提高患者的生活质量。在确定了骨转移并出现疼痛症状的时候就应该及时做放疗，对于没有疼痛症状的患者，如果评估骨转移病灶骨折后风险比较高（如椎体骨折压迫脊髓导致截瘫、骨折可能导致大血管出血等），也建议及时做放疗。建议骨转移患者在治疗过程中及时至放疗科就诊评估。

肺癌骨转移后放疗可缓解骨痛

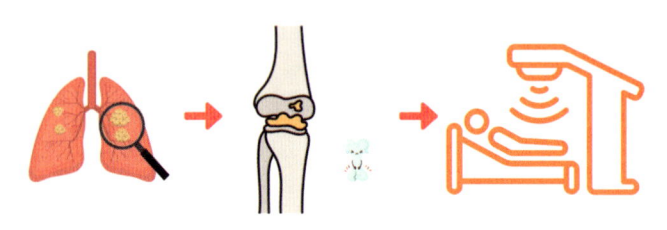

晚期非小细胞肺癌进行免疫治疗时能做放疗吗？什么时候放疗效果较好

越来越多的临床证据表明，免疫治疗和放疗是"黄金搭档"。在做免疫治疗的时候加上放疗，可以达到事半功倍的效果。不管是在免疫治疗前还是免疫治疗后联合放疗，都有成功的报道。至于什么时间联合放疗最好，目前还没形成定论，需要找到专业的放疗医生并联合多个学科的医生共同讨论来决定。

免疫治疗加放疗，事半功倍效果好

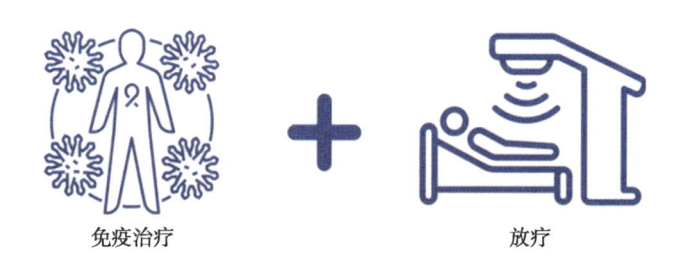

免疫治疗 ＋ 放疗

驱动基因阴性的晚期非小细胞肺癌进行化疗和免疫治疗后效果一般，还可以放疗吗？会有效吗

驱动基因阴性的晚期非小细胞肺癌患者，若进

行化疗和免疫治疗后效果欠佳，可以尝试联合放疗治疗，放疗除了直接杀灭肿瘤细胞外，还能促进释放肿瘤特异性抗原，增加机体免疫系统对肿瘤细胞的识别能力及杀灭能力，从而提高免疫治疗的疗效，部分患者会取得意想不到的疗效。

什么是局限期小细胞肺癌

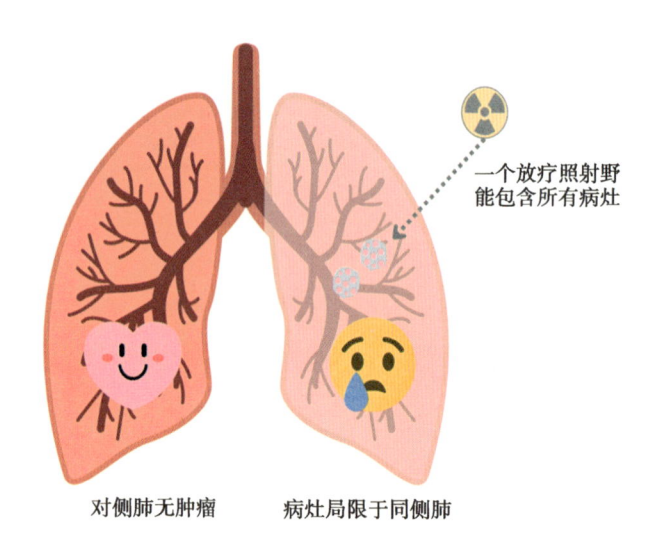

局限期小细胞肺癌的概念，最早是在20世纪50年代由美国退伍军人管理局肺癌研究组（VALG）提

局限期小细胞肺癌示例

一个放疗照射野能包含所有病灶

对侧肺无肿瘤　　病灶局限于同侧肺

出的，VALG 分期系统将肿瘤局限在同一侧胸腔内，且一个放疗照射野能包含所有病灶的小细胞肺癌定义为局限期小细胞肺癌。

确诊肺癌后医生建议做 PET-CT、脑部磁共振，有必要吗

非常有必要。准确的分期对于肺癌的治疗至关重要。PET-CT 为进一步提高诊断的准确性提供了帮助，与 CT 相比，PET-CT 可更好地区分肿瘤与肺不张、阻塞性炎症，对淋巴结转移分期的准确度也优于普通 CT，还可以发现全身部位的远处转移，同时，PET-CT 还可以帮助放疗医生勾画更加精准的放疗靶区。在进行全身 PET-CT 检查后仍须行脑部磁共振检查。这是因为小细胞肺癌极易发生脑转移，而相比脑 CT 和全身 PET-CT，脑部磁共振对脑转移病变的分辨更具优势，且无电离辐射，对于脑转移瘤的鉴别诊断上应作为首选。

PET-CT肺癌诊断的准确性

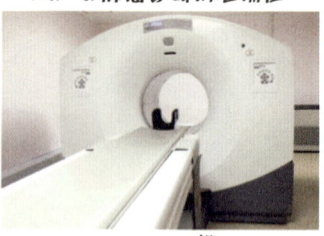

PET-CT机

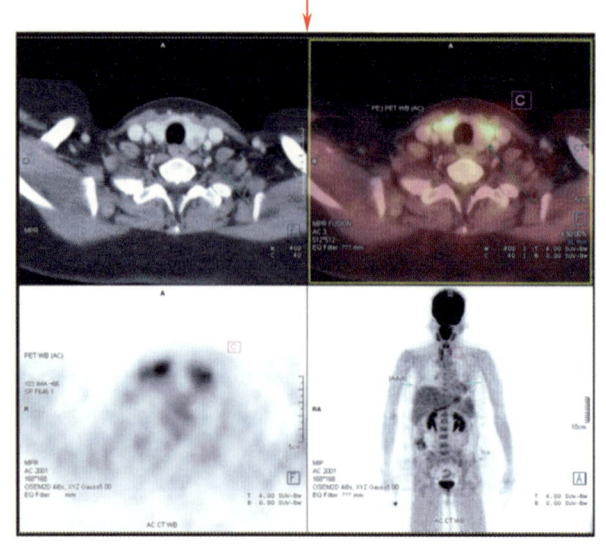

PET-CT成像

局限期小细胞肺癌如何治疗？常用的治疗手段是什么

局限期小细胞肺癌的标准治疗是放、化疗结合的综合治疗。①化学治疗：研究证实联合化疗在有效率、总生存时间等方面均优于单药化疗。目前依托泊苷联合铂类是小细胞肺癌一线化疗的主要方案。②放射治疗：尽管小细胞肺癌对化疗很敏感，但中位生存期仍较短。接受单纯化疗的局限期小细胞肺癌患者，局部失败率高达75%～90%。研究显示在化疗基础上加入胸部放疗，3年生存率可提升5.4%，且局部复发率降低达25%～30%。建议放疗尽早开始，通常推荐在第1疗程或第2疗程化疗的同时开始放疗。

局限期小细胞肺癌可以手术吗

绝大部分局限期小细胞肺癌无须手术，只有一小部分没有淋巴结转移的早期患者可考虑手术，且术后仍须接受化疗。而术后淋巴结阳性的患者还应接受术后放疗。

局限期小细胞肺癌做立体定向放射治疗可以吗

对于不可手术或拒绝手术的局限期小细胞肺癌,如肿块较小且无肺内及纵隔淋巴结转移($T_{1-2}N_0$),除了同步放化疗外,也可选择对原发肿瘤行立体定向放疗,然后进行全身化疗。立体定向放疗,是指应用专用加速器设备,对肺部肿瘤进行准确定位和照射的治疗方法。在充分保护正常组织的前提下,治疗可在数天内完成。立体定向放疗等效生物学剂量≥100Gy情况下,可以取得更好的局部控制和生存率。

局限期小细胞肺癌只做化疗可以吗

对于绝大多数的局限期小细胞肺癌,标准治疗方案是同步放化疗。如果无法耐受同步放化疗,序贯化疗放疗也是可以选择的方案。有研究表明如果化疗的疗效较好,在接受化疗后第1或第2个周期,就应该加入放疗,这样可显著提升治疗的疗效,增加治愈的机会。如果只做化疗会增加未来复发的风险,无法达到根治疾病的目的,所以推荐在身体条件允许的情况下,采取放、化疗联合的综合治疗策略。

医生建议做同步放化疗,患者担心毒性太大吃不消,是否可改做序贯放化疗

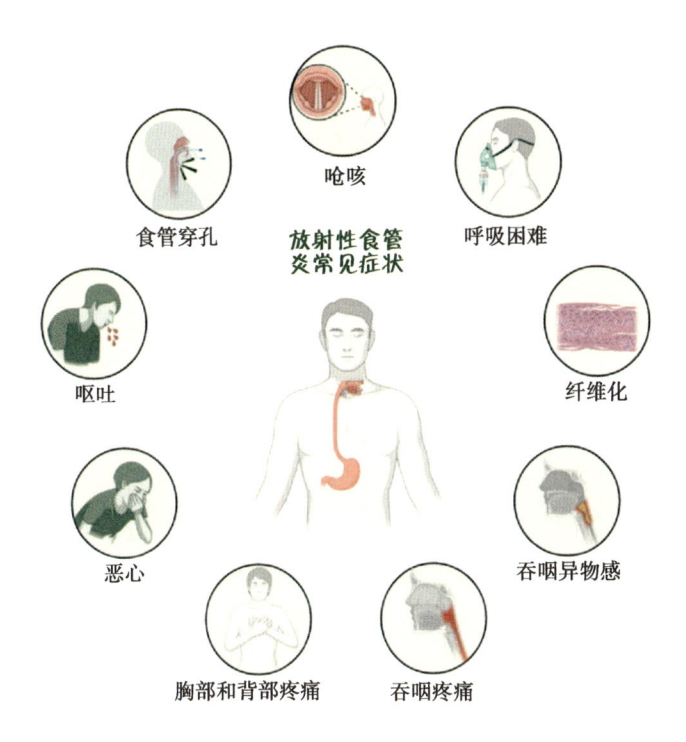

放射性食管炎常见症状

- 食管穿孔
- 呛咳
- 呼吸困难
- 呕吐
- 纤维化
- 恶心
- 吞咽异物感
- 胸部和背部疼痛
- 吞咽疼痛

对于不可手术的局限期小细胞肺癌,同步放、化疗是标准治疗方案。同步放化疗期间可能出现的不良反应(包括骨髓抑制、放射性食管炎、放射性皮肤反

应、放射性肺炎等），在治疗过程中主管医生会密切关注患者的治疗情况及出现的反应，对治疗方案进行及时调整，无须过分担心。如果患者的身体条件，经医生评估后确实无法耐受同步放化疗的，也可改为序贯化放疗。但根据既往随机对照研究的结果，行同步放化疗的疗效优于序贯放化疗。每个人具体治疗方案应与主管医生详细沟通后进行个性化考虑。

在整个治疗过程中，早做放疗与迟一点做放疗有什么区别

早放疗可提高对肿瘤发展的控制率，从而获得更长的生存期。单纯化疗超过4个周期，往往会产生耐药，而此时更换其他化疗方案的有效率较低。因此，对于小细胞肺癌，如果化疗的疗效较好，放疗应在化疗的第1~2个周期尽早介入，进行同步放化疗，这样可显著提升患者的疗效，使更多患者能够治愈。

局限期小细胞肺癌能治愈吗

局限期小细胞肺癌是存在治愈可能的。越早接受同步放化疗，可将小细胞肺癌消灭在局部，从而减少远处转移的概率，患者治愈的可能性越高。

放化疗做完后，医生又建议做脑部预防性放疗，有必要吗

有必要！小细胞肺癌恶性程度高，容易发生远处转移，尤其是脑转移。因此，要做预防性全脑照射（prophylactic cranial irradiation，PCI），消灭可能存在的微小转移灶，使脑转移发生率显著降低，明显提升患者的生存时间。

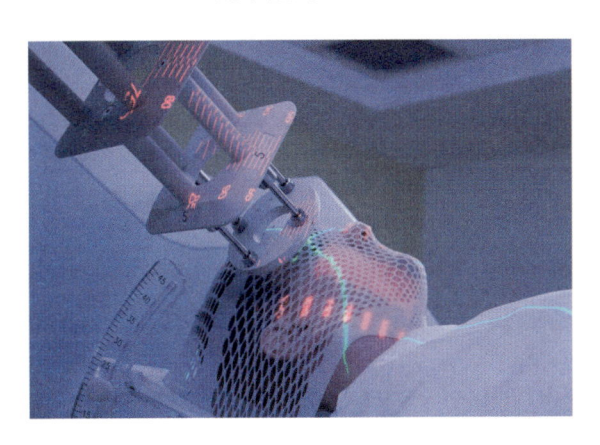

脑部预防性放疗

脑部预防性放疗的不良反应有哪些

脑部预防性放疗（PCI）的不良反应主要有恶心、呕吐、乏力、头痛、头发脱落、头部皮肤皮疹

等，这些反应的严重程度因人而异，通常比较轻微，在放疗后 3 个月左右基本恢复。此外，PCI 有可能会导致患者记忆力轻度下降，但也不必过分担忧，目前，临床上常使用先进的海马保护调强放疗技术，来降低对神经认知功能造成的影响。

脑部放射有反应，乏力恶心和脱发

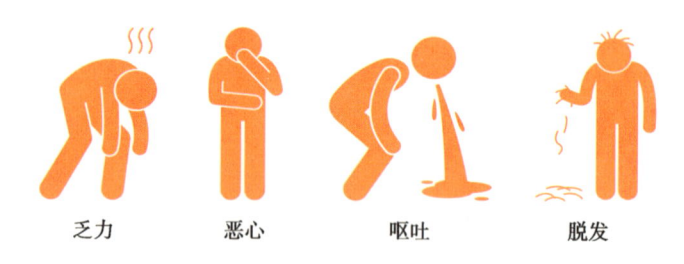

乏力　　恶心　　呕吐　　脱发

治疗做完后，应该多久复查一次，要做哪些检查

小细胞肺癌患者在完成放、化疗等初始治疗后，建议第 1～2 年，每 3 个月复查 1 次，第 3 年每 6 个月复查 1 次，之后每年复查 1 次。检查项目主要包括血液学检查（如血常规、肝肾功能、电解质）、肿瘤标志物、影像学检查（如脑部 MRI，胸部、腹部增强 CT）等。如出现了复发或者转移等情况，则要根据临床治疗需要进行随访复查。

什么是广泛期小细胞肺癌

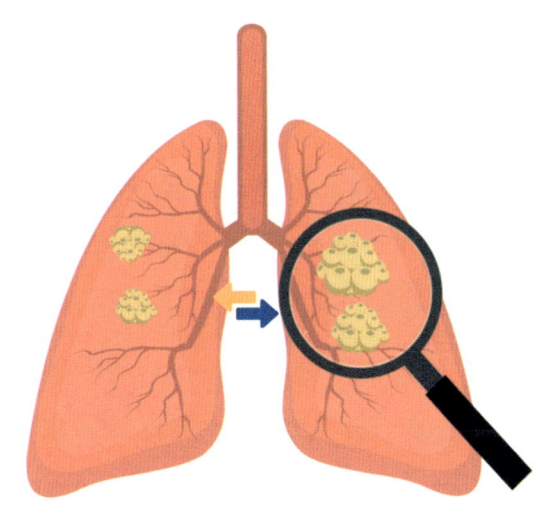

肺癌两侧肿瘤起，广泛转移要警惕

小细胞肺癌是肺癌里恶性程度最高的一种恶性肿瘤，多数人在确诊时已经是广泛期了，也就是说病变超过一侧胸腔，包括恶性胸腔积液或心包积液，或者癌细胞已经扩散到其他的器官（脑、肝脏、肾上腺或者骨头里），还包含过于广泛的肺结节或肿瘤/淋巴结体积太大而无法被一个放射野完全囊括。这个阶段如果不进行治疗，预计寿命可能只有 2～4 个月。

广泛期小细胞肺癌需要做放射治疗吗

治疗方案通常是个体化的，医生会根据患者的身体状况，为其量身定制一个治疗方案。一般来说，广泛期小细胞肺癌病灶已扩散得太远，手术切除不干净，或放射治疗范围太大患者身体无法耐受，这两种方法往往不是首选。化疗或者化疗加上免疫治疗，就像是火枪开路，先打退癌细胞的进攻，是第一步的治疗方法。

如果癌细胞对第一步治疗反应很好，就像是被火枪打得"落花流水"，则可以针对胸部病灶进行巩固放疗。其实化疗、免疫治疗对广泛期小细胞肺癌的疗效有限，第一步治疗后只有 0.8%～2.5% 患者的病灶能完全缓解。癌细胞还容易藏在肺部和淋巴结里，等待时机再次攻击，即使用免疫治疗来巩固，也只能多控制它们 5～6 个月。

化疗后有残留胸部病灶和寡转移（少于 3 个转移部位，5 个转移瘤）的患者，特别是初次诊断时没有脑/肝转移的患者，非常推荐行巩固性的胸部放疗。在胸部放疗后，也可根据胸部病灶的疗效，考虑对脑部进行放疗（预防性颅脑照射），防止脑转移的发生。

广泛期小细胞肺癌放疗要注意些什么

放疗就像是一把双刃剑,它可以杀死癌细胞,但也会伤害正常细胞。不同的放疗部位,会导致不同的不良反应。广泛期小细胞肺癌放疗时,除了放疗一般注意事项外,要注意两类不良反应。①胸部放射性损伤(放射性食管炎、放射性肺炎);②脑部放射性损伤(皮肤损伤、脑水肿)。尽管放疗能够带来一定的不良反应,但是通过上述积极的预防和处理,不会影响您的生活质量和预后。

广泛期小细胞肺癌化疗免疫后还能做放射治疗吗

很多接受了化疗联合免疫治疗的广泛期小细胞肺癌患者,会在网上看到一些关于免疫治疗和放疗的信息,心中往往会产生疑问,这两种治疗都会对肺部造成伤害,我还能做放疗吗?事实上,病友们并不用对此过度担心。首先这两种肺炎的产生原因不一样,我们可以根据不同的情况,采取不同的措施,保证肺部健康。其次,放疗联合免疫治疗可能产生1+1>2的效果,放疗可以让癌细胞抗原暴露出来,激活自身免疫反应,而免疫治疗可以进一步放大这种反应,达到抗肿瘤效果。如果癌细胞对免疫治疗产生了抵抗，放疗可以打破这种抵抗，让免疫治疗重新有效。此外，放疗联合免疫治疗还可能引发的远隔效应，让非受照射肿瘤病灶缩小。

广泛期小细胞肺癌要做脑预防照射吗

小细胞肺癌是一种非常凶猛的癌症，很容易从肺部跑到脑部。既往研究表明，有50%的小细胞肺癌患者在化疗后可能出现脑转移。因此，对结束了4~6周期化疗且效果良好的患者，可以考虑行预防性脑照射（PCI），以减少脑转移的发生率并期望延长生存期。但是这种脑照射也有一个不良反应，就是它会让患者记忆力下降，影响生活质量。对这方面有疑虑的患者，可以和医生充分商讨后，选择一些其他的方法，如使用特殊的脑照射技术，叫作海马保护全脑放射治疗，它可以让大脑里掌管记忆的一个重要的部分——海马不被照射到，这样记忆力就不会下降太多。有条件也可以选择定期进行脑部MRI监测，在发现脑转移后及时治疗。

广泛期小细胞肺癌，何时介入放疗

对于广泛期小细胞肺癌放疗介入时机，主要

有两种情况适合。①寡转移广泛期小细胞肺癌的胸部放疗：针对癌症扩散少、位置明确的患者，如癌症只扩散到肺部原发病灶周围淋巴结或其他肺组织，建议在化疗4～6个疗程后，评估癌瘤如果变小了，选择照射肺部残余病灶，降低癌症再扩散概率。②姑息治疗：当肿瘤压迫了一根收集头部、胸部和上肢回流到心脏血液的静脉血管时，就会产生上腔静脉压迫综合征，导致头部、颈部和上肢的水肿，严重者会危及生命；当肿瘤扩散到脊柱，让脊柱变脆，骨折，压到脊髓，进而导致瘫痪，这叫椎体转移脊髓压迫；当肿瘤转移到骨头，引发相应部位剧烈疼痛，这叫骨转移。出现这些情况时，应及时应用放疗，使症状快速缓解，提高患者生活质量。

广泛期小细胞肺癌，放疗的安全性如何

广泛期小细胞肺癌病灶广泛，就像一场大火，烧遍了整个肺部，还蔓延到其他地方，治疗难度很大。要想扑灭这场大火，不是一件容易的事情，需要一支专业的"灭火"团队——医生、物理师和技师分工明确，各司其职，以确保放疗过程中的安全性。①医生评估患者能不能放疗、什么时候放疗、

在哪里放疗；②物理师计算放疗的计划、检查照射的位置和剂量是否正确；③技师负责摆放患者的姿势，让放疗的设备和癌症的位置对准，确保不放空枪，每一次放疗都能精确地打到病灶上。

广泛期小细胞肺癌，需要照射哪些部位

晚期肿瘤转移多，姑息放疗减症状

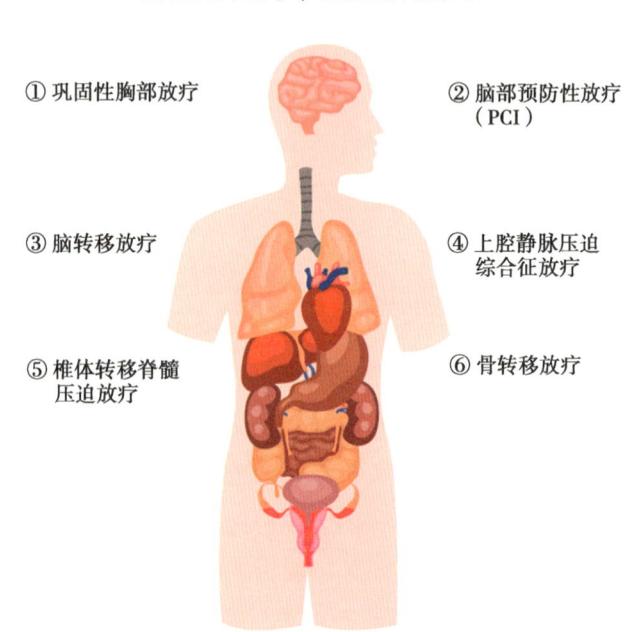

① 巩固性胸部放疗

② 脑部预防性放疗（PCI）

③ 脑转移放疗

④ 上腔静脉压迫综合征放疗

⑤ 椎体转移脊髓压迫放疗

⑥ 骨转移放疗

对于广泛期小细胞肺癌的放疗，主要包括6个照射部位。①巩固性胸部放疗：照射部位包括化疗后残留癌细胞的原发病灶及化疗前有转移的纵隔淋巴结引流区。②脑部预防性放疗（PCI）：对初始胸部放疗后有效、身体状况较好的患者，对全脑进行预防性的照射。③脑转移放疗：行全脑放疗，同时配合激素及脱水治疗。④上腔静脉压迫综合征放疗：放疗使肿瘤缩小，让血管通畅。⑤椎体转移脊髓压迫放疗：进行局部放疗以免椎体骨折引起截瘫。⑥骨转移放疗：对疼痛相关的转移病灶进行照射。

广泛期小细胞肺癌脑转移采用全脑照射还是局部照射

这两种照射手段不是互相排斥，而是互相帮助的。①由于小细胞肺癌的癌细胞很容易发生多发脑转移，全脑放疗是治疗小细胞肺癌患者脑转移的常规做法。②有时候，全脑放疗还不够，还要用局部照射来加强效果。③患者身体状况较好、脑转移病灶范围和数量有限者，可在全脑放疗的前后，再对脑子里的可见病灶进行局部放疗，让脑转移灶受到更大的打击。④患者已经做过预防性脑照射或者做过全脑放疗后又复发了，也可采用局部放疗进行挽救治疗。

广泛期小细胞肺癌骨转移,放疗有意义吗

骨是广泛期小细胞肺癌的常见转移部位,放疗是一种有效的局部治疗手段,能够减轻或消除症状、改善生活质量、延长生存,还能预防病理性骨折和脊髓压迫的发生及缓解脊髓压迫症状。相当一部分患者在放疗后疼痛明显减轻或基本消失,恢复正常活动,基本可以不用止痛药,大大改善了生活质量。

在老年广泛期小细胞肺癌中,放疗能发挥多大的价值

放疗是一种杀灭肿瘤的强力的武器。近年来,随着社会的老龄化,老年肿瘤患者越来越多,放疗可以让一部分适合放疗的老年患者得到更好治疗的机会。由于老年患者的身体状况各不相同,临床医生需要仔细地评估,以选择出能够用放疗的患者。

对于广泛期小细胞肺癌,放疗技术如何选择

广泛期小细胞肺癌患者在选择放疗方式时,可

以和主管医生商量，根据病情和经济情况，选用合适的放疗技术。①调强放疗（IMRT）：不仅可以从多个角度来打击肿瘤，还可以调整射线的强度，让肿瘤受到均匀且彻底的打击。尤其是肿瘤靠近脊髓等重要结构的，选用这种技术以免伤及重要结构。②容积旋转调强放疗（VMAT）：IMRT的升级版，机器会绕着身体转一圈，一边转一边发射射线，让每次治疗更加快速。③立体定向放疗（SBRT）：也称为立体定向消融放疗（SABR），其疗程很短，一般只要1周（通常1～5次治疗），省去连续几周奔波的烦恼，且通过专门设计的身体固定装置，减少了肺部肿瘤随着呼吸而移动，让放疗更加精准。

专家有话说

面对肺癌，我们需要有正确的态度和科学的方法。放疗在肺癌早中晚期（包括非小细胞肺癌和小细胞肺癌）的治疗中都有不可或缺的作用，早期合理地联合放疗，不仅能改善患者的生活质量，还能延长患者的生存时间，对于早中期的患者更能带来根治的机会。

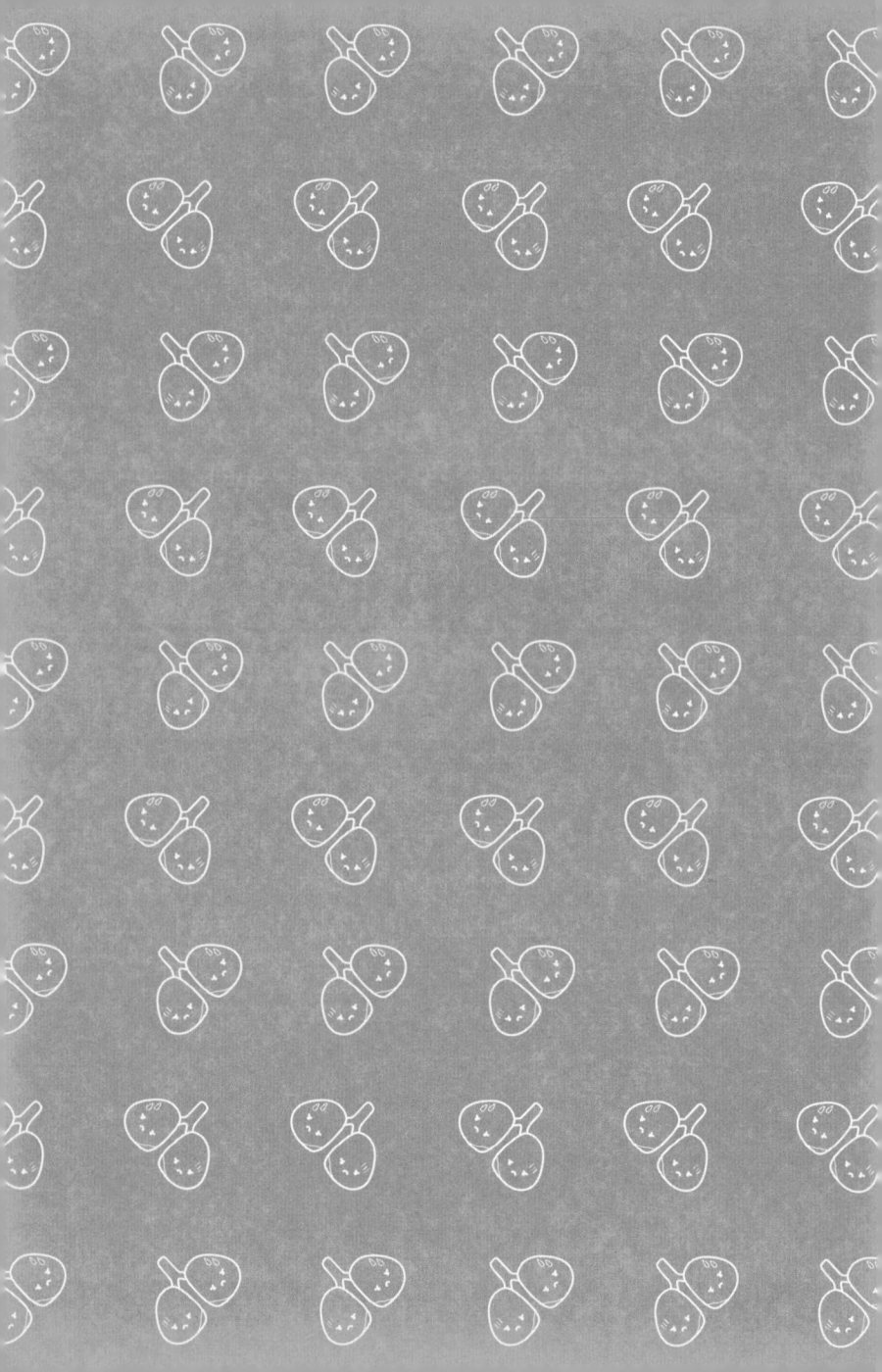

PART 3

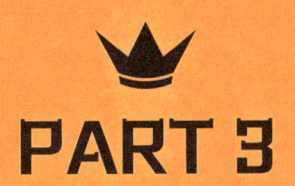

知己知彼
放疗前准备

放疗前的准备工作和放疗质量、放疗精度密切相关。本篇将带您了解放疗前的关键准备，提供一些建议和技巧，帮助您在放疗前调整心态从容应对放疗过程。

为什么做放疗比做化疗需要等待更长的时间

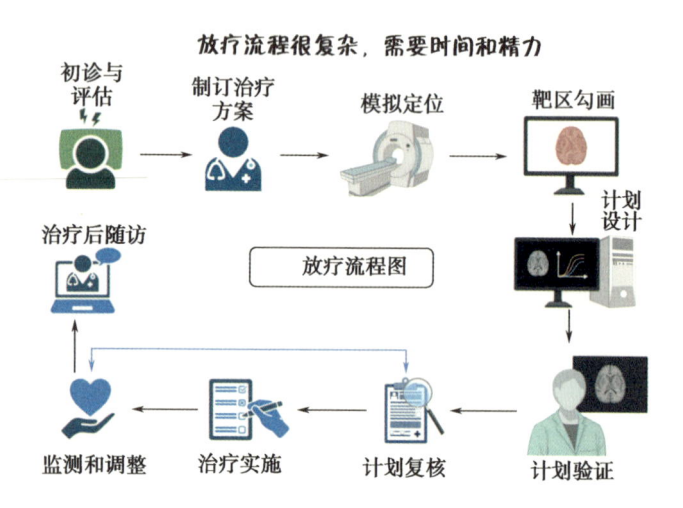

放疗流程很复杂，需要时间和精力

初诊与评估 → 制订治疗方案 → 模拟定位 → 靶区勾画 → 计划设计 → 计划验证 → 计划复核 → 治疗实施 → 监测和调整 → 治疗后随访

放疗流程图

放疗和化疗虽然只有一字之差，但却是完全不一样的两种治疗手法，放疗前的准备相较于化疗要复杂得多，需要患者耐心等待。从上图可以看出，放疗是一个复杂的系统工程，放疗的准备需要放疗科医生、物理师、技术员等多个部门协同，与患者共同完成从评估和诊断→制订治疗方案→定位和标记→靶区勾画→治疗计划设计→计划验证六个准备步骤。因此，耗费的时间和精力也较多。

放疗前定位是什么意思？为什么放疗前都要定位

CT模拟定位是放射治疗中的一项关键步骤，用于确定患者体内肿瘤的位置和形状，以便制订个性化的治疗方案。在放疗前进行CT模拟定位目的有三个：①精确定位肿瘤和周围的正常组织；②制订放疗计划，确保治疗的最佳效果；③评估呼吸运动的幅度和节律，确保在放疗时肿瘤始终处于准确的位置。

定位前体位固定模具有哪几种

在放疗中，为确保患者在每次治疗时能够保持准确的体位，通常会使用各种体位固定模具。这些模具有助于固定患者的身体部位，使其在放射治疗期间保持相对固定位置。肺癌患者常用的固定模具包括体罩、真空垫等，有助于确保胸部区域的准确定位。此外，在部分患者进行4D-CT定位时，需加用呼吸运动传感器，用来监测患者的呼吸运动。具体选择哪种体位固定模具取决于患者的具体状况以及需要治疗的部位。医疗团队会根据患者的个体特征和治疗计划选择合适的模具,以确保治疗的精准性和有效性。

体位准确很重要,固定模具来帮忙

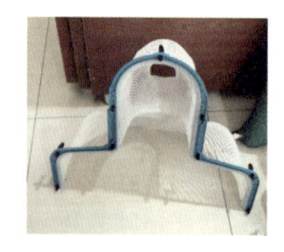

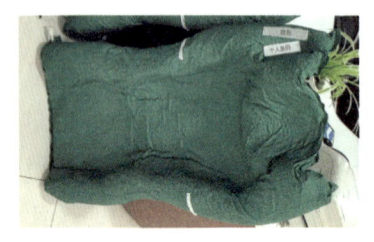

体罩　　　　　　　　　　真空垫

放疗的定位过程是怎样的?肺癌的定位跟其他病种定位有什么区别

放疗前定位的过程类似于平时做 CT 检查。患者需要与制作模具时一样,平躺在床上,双手上举或放在身体两侧,保持身体放松。定位时要静脉注射造影剂,所以有碘造影剂过敏史的患者,请提前告知医生或护士。定位时医务人员可能会在患者的身体上,用签字笔或激光枪做几个标记,以确保每次治疗时患者体位能够高度重复。对于肺癌的放疗，患者的呼吸幅度也可能对治疗的准确性产生影响。在一些情况下，可能会使用呼吸控制技术，如深吸气屏气，来帮助控制肿瘤的位置变化。部分肺癌患者在进行四维CT定位时，要加用监测呼吸的传感器，患者在定位过程中要严格配合医生的指导。

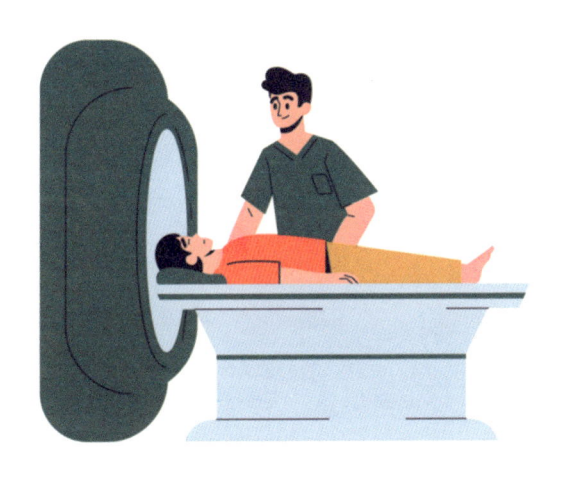

放疗定位是关键，配合医生莫紧张

定位扫描过程中应该如何控制呼吸运动

在放疗定位扫描过程中，特别是涉及呼吸运动的区域放疗，控制患者的呼吸运动至关重要，确保在治疗期间准确定位肿瘤。常见五种技术控制呼吸。①深吸气和呼气保持：患者行深吸气或呼气，并在保持特定呼吸相位时进行扫描。这有助于减小肺部和脏器的运动，提高图像的稳定性。②屏气：要求患者在特定的呼吸相位屏气，进行扫描，可以减小运动造成的图像模糊。③呼吸门控，一种高级的呼吸控制技术，通过监测患者的呼吸运动并在特定的呼吸相位进行治疗；④表面标记或呼吸带，通过患者的胸部或腹部的表面标记或呼吸带来监测呼吸运动；⑤主动呼吸训练，在治疗前患者接受呼吸训练，学习控制呼吸运动，有助于治疗期间更好地配合呼吸控制要求。

定位后体表的标记点（线）应该怎样保留好

体表的标记点或线，是医疗团队对患者放疗的靶区勾画、相邻器官保护的准确定位记号，对确保治疗的准确性至关重要。细心保护标记点（线）有六点建议：①避免擦洗或摩擦；②谨慎洗澡。放疗期间可以正常洗澡，但要选择温和的清洁剂，避免用力擦洗，可用柔软毛巾轻轻蘸干标记点区域附近皮肤。③避免直接暴露于太阳光下。④防护标记点：

如果标记点处于必要受到摩擦或摆动的区域，可使用一些防护措施，减少外部因素对标记点的干扰；⑤定期检查。医疗团队会定期检查标记点，确保其清晰可见。如果标记点有磨损或变淡，可能需要重新标记或进行修复。⑥遵循医疗团队建议。按照要求进行护理和保养，如果有任何问题，及时向医疗团队反馈。

体表标记保留好，精准定位错不了

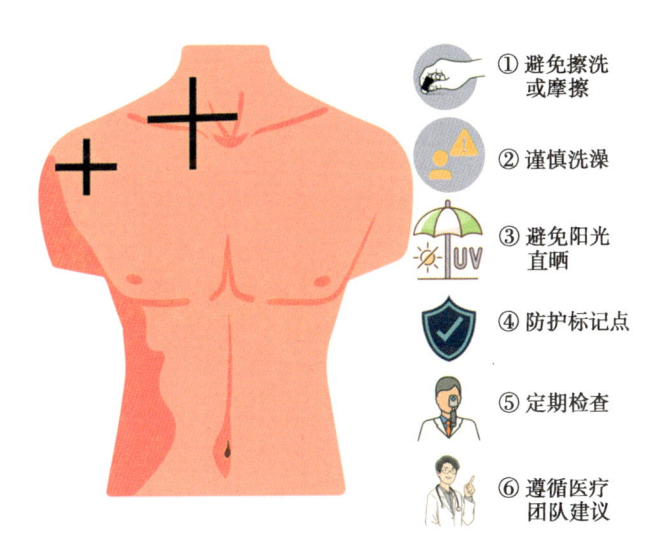

① 避免擦洗或摩擦

② 谨慎洗澡

③ 避免阳光直晒

④ 防护标记点

⑤ 定期检查

⑥ 遵循医疗团队建议

定位扫描后为什么不能马上放疗？等待期间医生们到底要做哪些工作

定位扫描后，不能立即进行放疗，还要一系列必要的步骤和程序。等待期间医护团队通常会进行以下工作：①由医师或物理师将定位图像导入计划系统，进行初步的影像数据处理，保证图像高质量。②影像数据经过初步的处理后，由主管医师勾画放疗病灶靶区和需保护的重要器官组织轮廓，并由上级医生进行修改及确认。③靶区和重要器官组织勾画完成后，由物理师根据医师要求设计精确复杂的放疗计划。放疗计划设计完成后，要由医师和物理师进行评估并反复优化，优化目的是在保证肿瘤获得足够放疗剂量的同时，尽可能控制重要器官组织的照射剂量不超其耐受剂量，从而减轻正常器官的放疗不良反应，提高患者生活质量。④放疗计划完成后，医师和物理师还要进行计划验证，这是放疗开始前最后一步准备工作。

放疗准备期间因为恐惧而变得非常焦虑，怎么办

放疗前的焦虑情绪是很常见的，因为癌症治

疗本身可能会带来很多的不确定性和情绪压力。缓解焦虑情绪的建议：①沟通与了解。和医生、护士或其他医疗专业人员进行开放、坦诚的沟通，了解治疗过程、可能的不良反应以及治疗的期望效果，有助于减轻焦虑。②心理健康专业支持。如果焦虑情绪较为严重，可寻求心理健康专业人士的帮助，如心理治疗或心理咨询。③放松技巧：学习和练习深呼吸、渐进性肌肉松弛、冥想等放松技巧，可以有助于缓解焦虑和压力。④参与支持团体：加入与其他癌症患者分享经验的支持团体。与有着相似经历的人交流，可以让你感到更加理解和支持。⑤保持健康生活方式。保持良好的生活习惯，包括充足的睡眠、均衡的饮食和适度的运动，有助于提升整体的身体和心理健康。⑥寻找分散注意力的活动。参与一些分散注意力的活动，如阅读、听音乐、看电影等，可以帮助你暂时摆脱焦虑情绪。⑦制订积极的目标，以增加对治疗的积极期望。

　　焦虑的处理是一个循序渐进的过程，你可以根据自己的感受来选择适合自己的方法。

放疗准备莫慌张，科学安排记心上

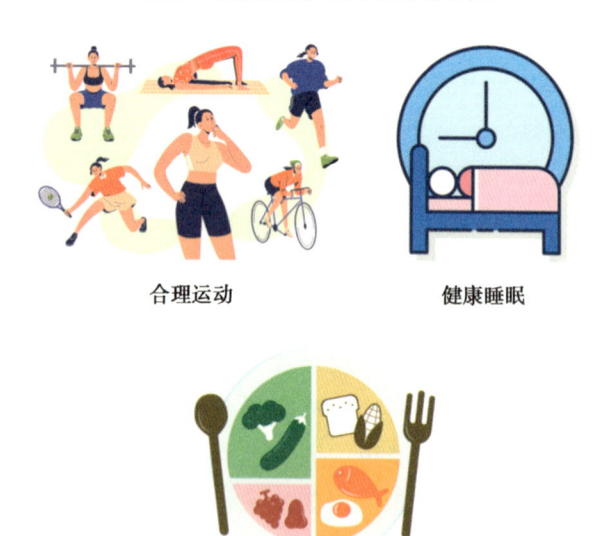

合理运动　　　健康睡眠

均衡饮食

放疗准备期间是否要与主管医生保持沟通

与主管医生保持沟通是非常重要的，特别是在放疗准备期间。通过与主管医生沟通，患者可以更好地理解治疗计划，包括治疗的目标、预期效果和可能出现的不良反应。此外，患者在放疗前可能有很多疑虑和担忧,主管医生可以答疑解惑。因此,与主管医生保持沟通是建立积极、合作和信任关系的重要一环。

放疗准备期间如何加强营养

放疗可能会导致身体的能量消耗增加、食欲缺乏、进食困难等问题,因此,在放疗准备期间,加强营养对于患者的康复和治疗效果都非常重要。①多样化的饮食有助于提供全面的营养。包括蔬菜、水果、全谷类、肉类、鱼类、禽类、豆类和适量的健康脂肪等。②高蛋白食物摄入,如肉类、鱼类、家禽、豆类、乳制品、坚果等,对于维持肌肉质量、提高免疫力和促进伤口愈合至关重要。③增加卡路里的摄入,选择高能量食物,如坚果、鳄梨、橄榄油、酸奶等。④避免或减少摄入刺激性的食物,如辛辣刺激、过烫、过硬的食物,以减轻口腔和消化道的不适。⑤适度的维生素和矿物质补充,尤其是对于可能因食欲缺乏或饮食习惯改变而导致摄入不足的患者。

优质蛋白强营养，鸡鸭鱼肉豆坚强

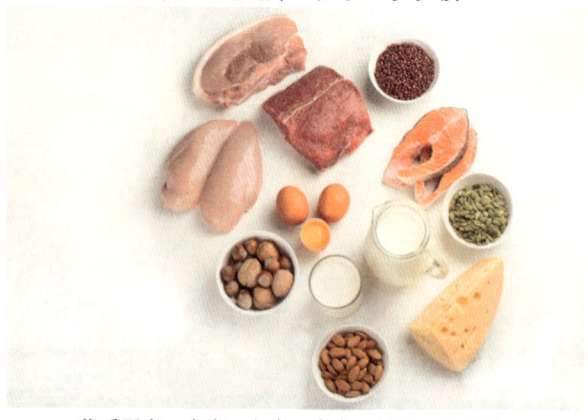

优质蛋白：肉类、鱼类、禽类、豆类、坚果等

专家有话说

在抗癌斗争中，"不打无准备的仗"，做好放疗前的准备工作至关重要。患者应该与医务人员密切合作，了解放疗的流程，并做好身心准备，抢占先机，争取胜利。

PART 4

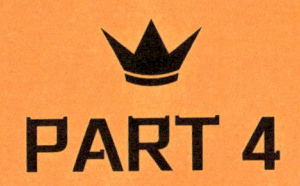

有的放矢
放疗中注意事项

放疗是一种精确打击癌细胞的疗法,但是在治疗过程中,患者可能会遇到一些不良反应和挑战,如皮肤反应、肺炎、恶心、呕吐等,请不要害怕,及时向医务人员反映和寻求帮助。

肺癌放疗后引起肺炎,该怎么预防和治疗

放疗是肺癌治疗的重要手段之一,肺组织是对放疗较敏感的器官。放疗在通过射线杀死肿瘤细胞的同时,会使癌细胞周围正常肺组织受到一定剂量的照射,造成不同程度的损伤,即放射性肺炎。放射性肺炎并不可怕,如果能做到及时发现,及时治疗,对您的生命并无影响。

(1) 放射性肺炎预防:①放疗前应提前告知医生是否患有慢性阻塞性肺疾病(COPD)、间质性肺炎及肺部感染,以及既往治疗情况等。②高龄、肺功能差、病变位于下肺且范围广的患者,尽量不要同步放化疗。③医生根据放疗目的及靶区大小选择最佳放疗剂量,降低放射性肺炎的发生率。④患者应注意放疗中、放疗后肺功能锻炼,不吸烟,避免粉尘、冷空气、油烟及二手烟刺激。⑤在放疗中或放疗结束后,如果出现发热、气短、胸闷等不适,及时就诊。

(2) 放射性肺炎治疗:①激素治疗,视病情使用静脉或口服激素治疗,注意遵照医嘱连续、足量、足疗程使用,如病情控制满意,再根据医生指示逐步缓慢减量至停用。②放射性肺炎合并肺部感染时,

需要积极抗感染、吸氧及对症支持治疗。

放疗会引起胸部皮肤反应吗？如何预防

受照皮肤保护好，预防措施不能少

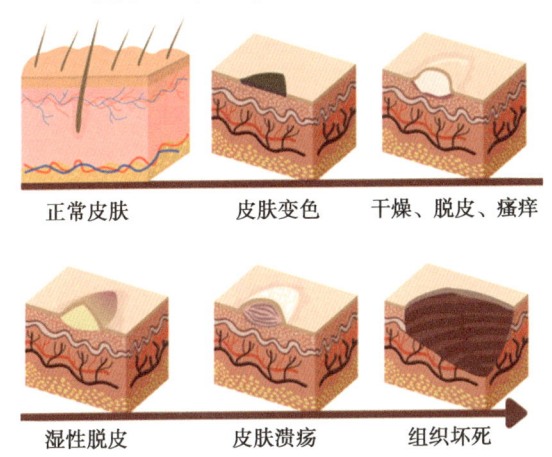

正常皮肤　　皮肤变色　　干燥、脱皮、瘙痒

湿性脱皮　　皮肤溃疡　　组织坏死

放疗过程中及放疗后可能会引起一定程度的胸部皮肤反应，患者应进行提前预防，在出现反应后给予相应的处理。根据美国国家癌症研究所不良事件常见术语标准（Common Terminology Criteria for Adverse Events，CTCAE）可以将放射性皮肤损伤分为1～4级。1级：轻微的红斑或干性脱皮。2级：

轻度到中度的红斑或片状的湿性脱皮，多位于皮肤皱褶处，轻度水肿。3级：融合性湿性脱皮，直径大于1.5cm，不限于皮肤皱褶处，凹陷性水肿。4级：真皮全层皮肤坏死或者溃疡，可能有来自感染区域的出血。

放射性皮肤损伤的预防：①放射治疗过程中，保护好照射区的皮肤，穿内衣要宽松、柔软，最好是纯棉吸水性强的内衣，减少对局部皮肤的摩擦及潮湿等刺激。②不要在照射野内粘贴胶布、涂抹红汞、碘酒等刺激性药物，不用肥皂等碱性物质清洗局部，不要暴晒等，避免一切理化因素的刺激。③放疗完成后，患者应继续注意对受照射皮肤的保护，做好相应预防措施，并于放疗科门诊进行定期随访复查。

放疗会不会把胸部皮肤照射溃疡

肺癌放疗目前多采用调强技术，皮肤的受照剂量比较低，治疗期间注意对照射区的皮肤保护，做好相应预防措施，通常是不会引起严重的皮肤溃疡。

放疗中贫血该怎么办

贫血是指人体外周血红细胞容量减少。肿瘤患者放化疗期间，贫血是很常见的反应。治疗主要针对病因纠正贫血。

①肿瘤本身引起的贫血，治疗肿瘤是纠正贫血的关键。②放疗引起的贫血，随着治疗的结束，骨髓造血功能会恢复，贫血症状会逐渐得到改善。如果贫血程度较重，则可在专科医生指导下，选择输血或者促红细胞生成素（部分患者）的使用。③如果是营养不良性贫血，加强给予铁、叶酸或者维生素B_{12}等造血原料的补充。

放疗期间咳嗽、咳痰加重，正常吗

咳嗽、咳痰，是肺癌患者长期伴随的症状。当患者发生咳嗽、咳痰症状加重时，可考虑三方面异常所致。①如果肺癌肿瘤恰好位于气道中央，可能会阻塞气道或者导致痰液堆积，从而直接或间接地对气道产生刺激，导致过度咳嗽。②部分肿瘤能分泌炎性物质诱发咳嗽。③放射性肺炎是患者在放疗期间出现咳嗽、咳痰加重常见的病因。

放疗时吃饭要注意什么

在放疗期间，良好的营养支持可减轻放疗不良反应，并促进身体各器官修复，有利于患者的康复。因此，为保证放疗的顺利进行，患者及家属需重视饮食营养支持。①患者的饮食要"三高一低"：高蛋白、高热量、高维生素、低脂肪、易消化的清淡食物，可以适当多喝水。②要戒烟、戒酒。避免吃过烫食物及冷饮。不进食腌制、熏制、烧焦、发霉食物。③胸部肿瘤放疗后，可能导致放射性食管炎的发生，应忌辛辣的刺激性食物，忌粗纤维、硬质及腥、油腻的食物。每次进食后，应饮用100ml左右的温水冲洗食管，防止食物残渣潴留。为避免食物反流及加重病情，进食后30min不宜平卧。

避免食用辛辣、刺激性食物、生冷食品、油腻食物、腌制品及酒类

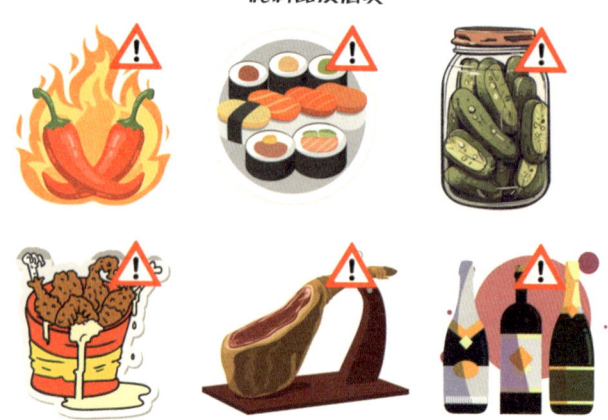

放疗过程中可以吃海鲜等易过敏的食物吗

放疗期间的患者是否可以吃海鲜，需要根据具体情况决定。癌症患者需要的营养比较全面，而鱼类、海鲜、海藻类的海洋生物都有很高的营养价值，含有丰富的蛋白质及人体必需的氨基酸、矿物质、微量元素（如钙、磷、铁、碘、锌、硒）和多种维生素，有提高人体免疫力的功能。如果自身对海鲜不过敏，就可以吃；如果对海鲜过敏，则不能吃。

放疗期间可以洗澡汗蒸吗

通常来说，如果病情允许，放疗期间是可以洗澡或汗蒸的，保持照射区域皮肤清洁，有利于减轻皮肤反应程度。照射区域皮肤不能用力搓揉，注意维持皮肤完整性，清洗完后用棉柔的毛巾轻轻吸干水分，注意保暖，避免感冒。保护体表标记线，洗澡时禁止使用肥皂、沐浴露等洗浴用品，避免搓揉照射区域皮肤及体表标志线。如果出现体表标记线掉落，或者不清晰，需要及时向工作人员反映、补画，切勿自己尝试描画。

放疗期间可以喝酒吗

放疗期间禁止喝酒。患者在放疗期间，大多数都会出现一些放疗不良反应，如食管的黏膜反应、食欲缺乏等，尤其头颈部及胸部放疗的患者，基本都会出现放射性黏膜炎，喝酒会加重这些反应，甚至因黏膜炎疼痛而导致放疗推迟及中断；饮酒会降低机体的免疫功能等。建议患者放疗期间多饮水，每日饮水量在1500~2000ml。

放疗期间感冒了可以吃感冒药吗

放疗是利用放射线杀灭肿瘤的一种局部治疗方法，放疗时避免不了射线对机体免疫细胞的轻度损伤，因此放疗期间患者免疫力比正常时低下，更容易感冒。如果是普通感冒比如出现鼻塞、咳嗽等症状，可以自行口服感冒药，不影响放疗的进行。如果感冒发热，应联系医生并暂停放疗，检验血象排除是否出现白细胞减低。

放疗每次时间就几分钟能有效果吗？我怎么知道机器有没有出射线

放疗每次需要的时间，根据所用的放疗技术不同而不同，如果是调强放疗，每次需要10min左右，如果是更先进的容积弧形调强放疗，2~3min即可完成。

放疗时的射线我们是看不见、摸不着的，所以患者根本不会感受到射线，但我们放疗科可以用检测设备对机器的射线剂量、设备的精度等进行日检、月检和年检，有数据记录每天的治疗情况。可定期复查肺部CT监测肿瘤的变化等观察疗效。

放疗可不可以少放几次

放疗为什么不能像手术一样一次性治疗完成？通常不同肿瘤所需治疗剂量是不同的，如一位患者需要接受60Gy的治疗剂量，如果一次性给予60Gy的剂量，虽然肿瘤细胞被杀死了，人体的正常细胞也会受到影响。

自20世纪30年代以来，以临床实践经验为基础建立起来的分次照射治疗方法（如每次2Gy，每周5次），已被认为是标准方法。长期大量的临床实践证明，这种方法基本上符合大多数情况下正常组织和肿瘤组织对射线反应差异的客观规律，起到了保护正常组织和保证一定肿瘤细胞群杀灭率的作用。

为什么周末要休息两天

放疗于1934年法国科学家Coutard首次提出。常用的每天1次，每周5天，周六日休息是基于长期的临床实践中总结出来的方法，并不是医生和技术员按照工作日进行治疗。

放疗一周分五次，周末休息养身体

持续时间为5~7周

在放射治疗的过程中，放射线破坏了肿瘤细胞，但是肿瘤周围的正常细胞难以避免的也会受到一定的伤害，分次放疗可以使正常细胞有时间进行修复，减轻放疗的损伤。肿瘤细胞的修复能力低于正常细胞，在相同时间内，正常细胞的修复程度高于肿瘤细胞，如此反复进行，肿瘤细胞累计受到的伤害远多于正常细胞，达到了杀灭肿瘤细胞同时保护正常组织的目的。

放疗反应耐受不了的时候可以减少放疗次数吗

放疗的次数是根据患者的肿瘤类型、分期，以及患者的自身情况决定的，一般情况下是不可以停止的，这与放疗停止后肿瘤细胞会出现加速再增殖有关，贸然停止治疗会导致治疗的效果受影响。部分患者由于身体状况、放疗不良反应如骨髓抑制等，需要在医生评估后决定是否暂停治疗，在身体和一般情况好转后尽早恢复放疗，并根据休息时长及患者身体状况，考虑给予适当的剂量补偿。

放疗期间进食不好，体重轻了，热塑膜松了会不会影响治疗效果

热塑膜是高分子热塑材料，在80℃左右热水中软化，冷却后可以塑形，在放疗过程中起到固定患者体位的作用，但是如果在治疗中出现明显消瘦，会影响固定效果，最主要的是增加放疗中的摆位误差，从而影响放疗的效果，并增加正常组织的不良反应，所以出现热塑膜变松需要联系医生，考虑是否需要重新制膜固定。

我有胃食管反流和胃溃疡，放疗期间会不会加重

在制订放疗方案时，我们会勾画危险器官，尽量避免或减少正常组织的受照，胃部距离肺部有一定距离，受照量几乎没有。但是肺部肿瘤放疗期间，大部分患者的食管会受到照射，会引起放射性食管黏膜炎，产生引起进食疼痛等不适，并且会加重胃食管反流，部分患者会出现恶心呕吐的胃肠道反应，可以向医生反应，做对症处理。在放疗期间日常饮食上尽量做到均衡营养，吃软质低温容易消化的食

物,出现不适症状时立即告知医生。

放疗中会恶心呕吐吗?怎么处理

肿瘤放射治疗中可能会出现恶心呕吐等不良反应,主要是由于放射线对正常细胞和肿瘤细胞的损伤和刺激引起的。对于恶心呕吐的处理,可以采取以下方法。

(1) 饮食调理:在放疗期间,建议多吃新鲜的蔬菜和水果,采用小份量、多餐的饮食方式,避免一次性进食过多,避免油腻、辛辣和刺激性食物,同时要保持充足的水分摄入,以减轻恶心呕吐症状。

(2) 药物治疗:对于恶心呕吐症状较严重的患者,可以在医生的指导下使用药物治疗,如昂丹司琼、格拉司琼、阿瑞匹坦、福沙匹坦、地塞米松、泼尼松等。

(3) 降颅压治疗:如果是颅内的放疗引起的恶心呕吐反应,考虑是放疗后水肿引起的颅内压增高引起,需要降颅压治疗,可以使用甘露醇脱水,也可以使用激素类药物减轻水肿反应。

(4) 心理疏导:放疗患者可能会因为病情和治疗产生焦虑和紧张情绪,这些情绪可能会加重恶心呕吐症状。因此,建议对患者进行心理疏导,以减轻其焦虑和紧张情绪。

总之，在肿瘤放射治疗中，需要对恶心呕吐等不良反应进行及时处理，以减轻患者的痛苦和提高生活质量。同时，也需要注意饮食调理和心理疏导等方面护理工作。

恶心呕吐莫惊慌，多种处理都有效

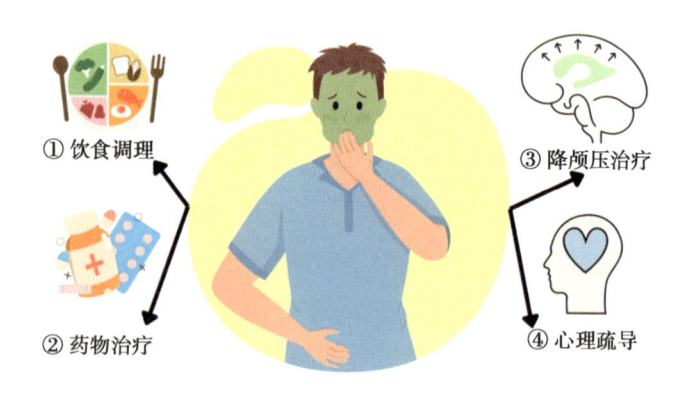

① 饮食调理
② 药物治疗
③ 降颅压治疗
④ 心理疏导

肺癌放疗和手术治疗相比，哪个效果更好

肺癌的治疗选择，包括化学治疗、放射治疗和手术治疗，取决于多种因素，如肿瘤的类型、阶段、患者的整体健康状况和个人偏好。

(1) 手术治疗：适用于早期非小细胞肺癌，尤其是对于健康状况良好、肿瘤局限于肺部一个区域且没有转移的患者更为适宜。根治性切除和淋巴结清扫是常用的手术方法。手术治疗的优点是可以直接切除肿瘤，对于一些患者可以达到治愈的效果。

(2) 放射治疗：可用作单独治疗，特别是对于一些身体状况较差、肿瘤位于支气管树或较大的支气管、难以进行手术切除的患者。在局部晚期非小细胞肺癌或小细胞肺癌中，常与化疗结合使用。并且放疗可以作为手术前或手术后辅助治疗，以减少复发风险。立体定向放射治疗是一种高精度放疗方法，适用于早期不适合手术或不愿手术的肺癌患者，疗效可与手术媲美，且风险较小。

(3) 治疗效果的比较：对于早期肺癌，手术通常是首选治疗，因为它提供了最好的治愈机会。对于晚期肺癌或身体条件不适合手术的患者，放射治疗（尤其是与化疗结合）可能是更好的选择。治疗效果也取决于个体的具体情况和肿瘤的生物学特性。

(4) 决定性因素：患者的整体健康状况和肺功能，肿瘤的大小、位置和是否有转移，患者的偏好和生活质量考虑。

最重要的是，这些决策应该在与肺癌治疗团队的密切合作下进行，包括肿瘤科医生、放疗科医生、影像科医生和胸外科医生。患者的个人情况和治疗选择应该根据专业医疗意见和全面评估来决定。

肺癌放疗后病灶还在,万一再次进展了,还能放疗吗

肺癌放射治疗后,如果病灶还在,再次进展的可能性是存在的。如果再次进展,可以考虑再次放疗,但是影响再次放疗的因素很多,需要和医生协商综合考虑。①前次放疗的剂量和范围:肺部和周围组织能承受的放射剂量是有限的。如果前次放疗已经接近或达到了这个极限,那么再次放疗可能会带来严重的不良反应。②病灶的位置和大小:如果病灶位置相对较好,且大小适中,且之前的放射剂量未达到极限,再次放疗是可行的。③患者的整体健康状况:再次放疗对患者的整体健康状况有要求,如果患者的身体状况较差,或者肿瘤已经向其他地方转移,再次放疗可能会对患者造成更大的负担,再次放疗应谨慎考虑。④放射治疗的间隔时间和部位:肺癌复发同一部位放疗至少需要间隔1年以上,因为短时间内再次放疗可能会对周围器官造成过度损伤,导致耐受剂量降低。如果自上次放疗后已经过了相对较长的时间,且患者的身体恢复良好,再次放疗是可行的。如果复发部位与既往放疗部位不同,且为局部复发,也可以考虑再次放疗。⑤其他

治疗选择：再次进展还可考虑其他治疗选择，如局部手术、化疗、靶向治疗或免疫治疗。

专家有话说

抗癌之旅道阻且长，请保持积极心态，与医生团队密切合作，遵循医护人员的建议，对放疗中的注意事项做到心中有数，有的放矢，保持良好的生活习惯，团结家人朋友，共战病魔，坚定信心，相信胜利终属于您。

PART 5

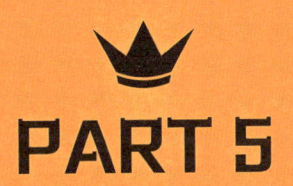

不容懈怠
放疗后随访

　　放疗后的随访对于评估治疗效果、预防复发和及时发现潜在问题至关重要。本篇章将向您介绍放疗后复查的内容和流程。让我们一起努力，切勿懈怠，为健康保驾护航。

放疗后身上的定位线可以洗掉吗

整个放疗期间,应保持体表标记定位线清晰、完整,以确保放疗的精确性。放疗完全结束后,医生会根据患者的具体情况,决定是否可以清除这些线条。医生告知可以不用再保持定位线完整时,可考虑让其自行褪色,不建议使用特殊的清洁剂,或酒精擦拭剂来去除这些线条,放疗后仍需保护照射部位皮肤,故不可暴力清除定位线。

总之,放疗期间应遵循医生的建议,保持定位线的清晰度和完整性。治疗结束后,由医生决定如何处理这些线条。如果有任何疑问,应咨询主管医生或医疗团队。

胸部放疗后不良反应还会持续多久

胸部放疗后的不良反应的持续时间因个体差异、治疗方案和剂量不同而异。一般来说,不良反应可分为急性反应和慢性反应两种。①急性反应:包括皮肤反应、疲劳、食欲缺乏、进食疼痛、呼吸困难等,通常在放疗开始后的几周内出现,并且在接下来的几个月内逐渐减轻或消失。这些短期不良反应大多数患者在治疗结束后的数周内会感觉到明显的改善。②慢性反应：包括肺部或心脏功能的损害、乳腺组织损伤、皮肤色素沉着、瘢痕组织形成等，可能会持续较长的时间，甚至可能成为长期或永久性问题。这些长期不良反应持续时间因患者的个体差异和治疗方案而异，有些人可能在数月内康复，而部分可能需要几年甚至更长时间。

要了解胸部放疗后不良反应的持续时间，请咨询您的医生或放射肿瘤学专家，获取更详细和个性化的信息，并可以讨论如何管理和减轻这些不良反应。此外，他们还可以根据最新的研究和临床经验，为您提供关于不良反应持续时间的最准确信息。

胸部放疗后有哪些不良反应要特别注意

胸部放疗后的不良反应可以多样，具体情况因个体差异、放疗剂量和区域不同而异。常见不良反应包括以下七种。①皮肤反应：放疗区域的皮肤可能出现红肿、干燥、脱屑、瘙痒或疼痛，严重者可能会出现水疱或皮肤破损。②乏力感；③胸部不适：包括胸痛、胸闷或呼吸困难；④肺部不良反应：放射性肺炎和肺纤维化是严重的潜在不良反应，表现为咳嗽、呼吸困难和胸痛等症状；⑤心脏问题：尤其是当放疗区域靠近心脏时，可能出现心脏受损的风险，如心肌炎、心包炎等；⑥淋巴水肿：放疗可能影响胸部或腋下的淋巴系统，导致手臂或胸部的肿胀。⑦食管炎：放疗区域接近食管，可能会导致吞咽困难、疼痛或食管炎症。

重要的是，患者应与放疗医疗团队保持密切沟通，及时管理和干预。

放疗结束要马上复查看下放疗效果吗

放疗结束莫大意，定期随访要谨记

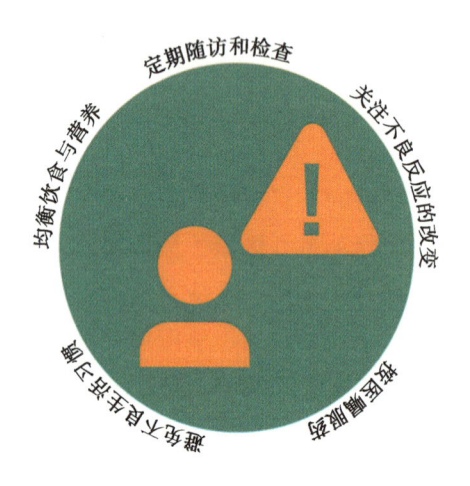

- 定期随访和检查
- 关注不良反应的改变
- 按医嘱服药
- 避免不良生活习惯
- 均衡饮食与营养

通常，放疗结束立即复查不会有准确的信息，需要一段时间后再进行评估。具体复查时间请咨询医疗团队，他们将根据患者的具体情况，决定最合适的复查时间。①放疗的目的：如果放疗是为了缓解症状（姑息治疗），则无须立即进行复查。如果目的是根治性治疗（意图治愈），则复查是必要的，但复查时机要根据具体情况而定。②疗效评估的时间：一般情况下，放疗后立即进行影像学检查，不会提供准确的效果评估。肿瘤细胞的凋亡需要一段时间，医生通常会建议在放疗结束后，几周到几个月后再进行复查。③潜在的晚期效应：放疗可能会导致一些延迟反应或晚期不良反应，如组织纤维化，可能会影响影像检查的结果。选择复查的最佳时间点需要综合考虑。④个体差异：不同患者的反应可能会有所不同，因此复查的时间和频率应根据个体情况量身定制。⑤医生的建议：放疗医生一般建议患者放疗后1个月左右进行首次复查，期间若有咳嗽、胸闷气急加重、发热等不适则应及时就诊。

放疗后如何复查

放疗后复查的时间安排通常取决于多个因素，包括患者的具体状况、治疗的类型和目的，以及肿瘤的类型和位置。一般性的指导建议有三个。①短

肿瘤复查有规律，前紧后松别大意

术后5年及之后，每12个月1次

术后3~5年，每6个月1次

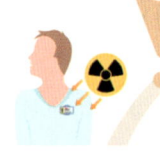

术后2年内，每3个月1次

期复查：大多数情况下，放疗结束后的 1～3 个月进行首次复查，评估治疗的初步效果以及不良反应。②中期复查：在随后的 2 年内，每 2～3 个月复查 1 次，监测肿瘤的反应、治疗的长期效果以及潜在的晚期不良反应。在治疗结束的第 3 年之后，可以每 6 个月复查 1 次。③长期跟踪：在治疗结束的第 5 年之后，如果肿瘤得到控制，复查的频率可能会降低，每年进行 1 次。长期跟踪对于早期发现复发或治疗相关的晚期并发症非常重要。④医生的建议：遵循治疗医生的建议。医生会根据患者的病情、治疗反应，以及任何并发症来制订个体化的复查计划。如果在复查之间出现任何新的症状或疑虑，患者应及时就医。

复查哪些项目

放疗后的复查是一个重要的过程，旨在评估治疗效果、监测潜在的不良反应以及早期发现复发或转移。放疗后常见的复查项目有三类。①体格检查、功能评估、症状等一般情况。②影像学检查：颈胸腹部CT、头颅MRI、全身骨扫描或PET-CT、淋巴结及腹部超声及心电图等。③实验室检查：血常规、生化指标（如肝功能、肾功能）、肿瘤标志物（根据癌症类型，特定肿瘤标志物的水平可能帮助评估治疗效果和复发风险）。复查计划应遵循医生的建议，由医生根据患者的具体情况和癌症类型确定定期复查的频率和项目。

放疗后常见复查项目

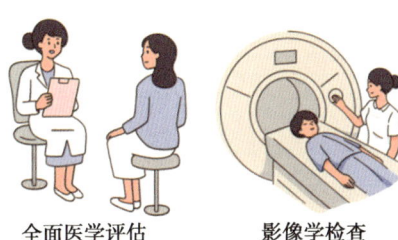

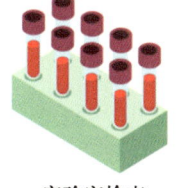

全面医学评估　　影像学检查　　实验室检查

复查了多次 CT 还提示有肿物，都没有变化，还要再放疗吗

当 CT 扫描显示有肿物，在多次复查后没有变化，是否再次放疗是一个复杂的问题，应由患者和医疗团队考虑以下几个因素共同决定。①肿物的性质：确定肿物是治疗后改变？还是残留恶性病灶？两者后续的处理方法和治疗决策通常不同。②肿物的稳定性：如果肿物在多次复查中没有变化，可能意味着它是稳定的。但这并不总是意味着无须治疗，可结合其他指标综合评估。③先前治疗的效果：如果之前已经接受过治疗（如手术、化疗或放疗），医生会根据这些治疗的效果来决定下一步治疗计划。④患者的整体健康状况：患者的年龄、整体健康状况和其他潜在的健康问题，都是决定治疗计划的重要因素。⑤患者的选择和生活质量：医生还会考虑患者治疗偏好和对生活质量的影响。

放疗后还能吸烟吗

不能。研究表明，肺癌患者如果不戒烟，放疗后的效果明显差于戒烟的患者，为了更好地恢复健康，医生建议您一定要戒烟。

放疗后能饮酒吗

最好不要。治疗结束、身体恢复后,节日偶尔可饮少量啤酒或红酒。

放疗后需要吃中药吗

中药主要发挥协同巩固、扶正和促进恢复的作用。使用原则是去正规医院中医科就诊,不要迷信偏方。

专家有话说

放疗结束后肿瘤消退,意味着医患取得了阶段性胜利。然而,仍须"乘胜追击",不可放松警惕。肺癌存在一定的复发转移风险,需要长期随访和定期复诊。此外,我们还要保持乐观的情绪,养成良好的生活习惯,并坚持康复锻炼,以便早日回归社会,恢复正常的生活。

后 记

翻阅至此,说明您已经读完这本科普手册了。在此,我想对每一位关注健康、关心生命的读者表示衷心感谢!感谢你们选择了这本书,与我们一起踏上探索肺癌放射治疗的启蒙之旅。

在此,衷心感谢每一位参与此书撰写、修订和编辑的医护工作者,感谢你们无私提供了宝贵的专业知识和临床经验;感谢为本书特别创作精彩插图的专业团队,正是你们的智慧和汗水,使得原本复杂、专业性极高的肿瘤放疗知识变得图文并茂、通俗易懂,衷心感谢你们为肿瘤放射治疗的科普推广做出的贡献!

最后,向所有读者和家属致以诚挚的敬意,感谢你们坚韧和勇敢地面对疾病,希望本书能激发你们战胜病魔的决心,让你们在放疗道路上勇往直前。再次感谢你们的选择和支持。愿这本书能够成为我们共同战胜困难的见证,让更多的患者和家庭在放疗中找到希望和光明!

毕楠　蔡旭伟

相关图书推荐

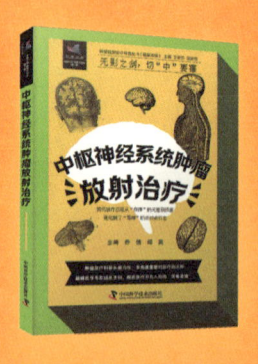

无影之剑，切"中"要害

中枢神经系统肿瘤放射治疗
主编　乔俏　阎英
定价　39.80 元

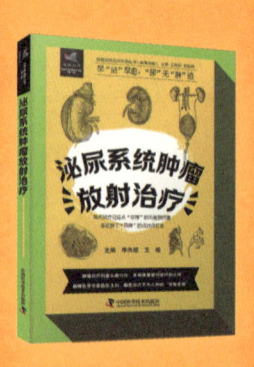

早"放"早愈，"尿"无"肿"迹

泌尿系统肿瘤放射治疗
主编　李洪振　王皓
定价　39.80 元

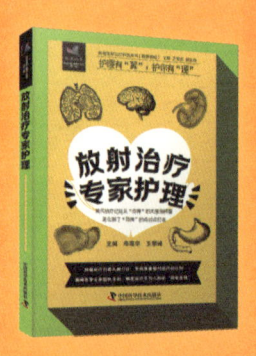

护理有"翼"，护你有"理"

放射治疗专家护理
主编　李葆华　王攀峰
定价　39.80 元